Wolfram Pirchner · Nur keine Panik

Wolfram Pirchner

Nur keine PANIK

Mein Weg zurück ins Leben

AMALTHEA

Besuchen Sie uns im Internet unter
www.amalthea.at

1. Auflage April 2014
2. Auflage April 2014
3. Auflage Mai 2014
4. Auflage Juni 2014
5. Auflage Februar 2016

© 2014 by Amalthea Signum Verlag, Wien
Alle Rechte vorbehalten
Umschlaggestaltung: Silvia Wahrstätter, vielseitig.co.at
Umschlagfoto: © Alexander Schuppich
Herstellung und Satz: Franz Hanns
Gesetzt aus der 11/13,8 Punkt Adobe Garamond
Printed in the EU
ISBN 978-3-85002-867-7

für Margaretha Anna

Inhalt

Vorwort … *9*

Notfall/Krise … *13*

Panik Teil 1 … *23*

AKH … *29*

Zuhause war die Welt in (Un)Ordnung … *31*

Der innere Schweinehund … *35*

Panik Teil 2 … *37*

Burn-out … *44*

Burn-out und ich … *53*

Panik Teil 3 … *57*

Die Diagnose … *59*

Panikstörung … *62*

Gehirnchemie … *69*

Mein »inneres Spiel« … *73*

Licht und Sauerstoff … *76*

Glückspillen … *80*

Panik Teil 4 … *86*

Eltern … *91*

Die systemische Aufstellung … *95*

Heilen/Ordnung … *107*

Individuum – ICH-Rolle … *111*

Meine guten Eigenschaften … *115*

Der erste Schritt zur Therapie ... *118*
Nein sagen ... *123*
Zeit für mich ... *125*
Lebensrollen ... *132*
Unzufriedenheit am Arbeitsplatz? ... *138*
Grundeinstellung ... *145*
Der Kutscher ... *154*
Selbsterfahrung ... *160*
Panik Teil 5 – Das Outing ... *165*
Flucht oder Kampf ... *172*
Wertschätzung ... *175*
Achtsamkeit wozu? ... *180*
Helfersyndrom? ... *189*
Stabil und sicher im Hier und Jetzt ... *193*
Planung ... *201*
Bindestrich ... *213*

Anmerkungen ... *220*
Einige Bücher, die mir guttun ... *221*
Weiterführende Literatur ... *222*
Danksagung ... *223*

Vorwort

Lange habe ich gezögert, »mein Buch« zu schreiben. Jetzt ist die Zeit reif. Keine Panik mehr. Ja, so ist es. Ich habe in keiner Lebenslage mehr Panik. Nein, halt! Das stimmt so nicht ganz. Manchmal melden sich meine »Zustände«, meine Panikattacken zurück. Selten zwar, aber doch. Nur verursachen sie bei mir heute keine Angst und auch keine Panik mehr. Weil ich gelernt habe, damit umzugehen. Fallweise kommen sie unvermutet und auch heute natürlich unerwünscht. Sie sind immer noch störend, unangenehm, aber sie machen mich nicht mehr panisch. Sie kommen vor allem, wenn das Wetter trüb und unfreundlich ist, oft auch bei Vollmond, bei größeren Belastungen im privaten oder beruflichen Bereich. Vor allem auch bei schlechter Selbstbehandlung. Haben Sie keine Angst, wenn ich von »Selbstbehandlung« schreibe – es geht mir gut und ich bin im gesellschaftlichen Sinn auch recht normal. Denke ich zumindest ... Aber ich dachte in den letzten 20 Jahren viel über mich nach, manchmal vielleicht auch zu viel. Ich analysierte mich intensiv im Rahmen einer Psychotherapie. Das führte mich auf einen ganz guten Weg, meine ich. Heute denke ich unter anderem bewusst darüber nach, wie ich mich behandle, wie ich mit mir umgehe. Die Bilanz fällt mittlerweile ganz gut aus, obwohl es immer wieder Defizite gibt. Früher gab es Zeiten, in denen ich mich mies behandelte. Ich mich selbst, nicht die anderen. Schon auch, aber die sind nicht mehr so wichtig für mich. Nicht mehr. Ich weiß, das klingt egoistisch, ja, damit lebe ich gerne. Ich werde aber diesen »Egoismus«, der keiner ist, hoffentlich plausibel erklären können ... Jetzt habe ich es also geschrieben, dieses Buch, um Ihnen neben viel Informationen auch Unterstützung zu geben. Sie unterstützen mich, indem Sie das Buch gekauft haben, vielen Dank dafür! Und ich unterstütze Sie hoffentlich, indem Sie etwas mitnehmen für Ihr Leben. Und das ist das Wichtigste auf dieser Welt:

IHR Leben! Leider haben wir alle nur eines. Unser Leben hat ein Ablaufdatum, es ist endlich. Leider. Keine Angst, dieses Buch ist kein Ratgeber. Ich mag keine Ratgeber: »Machen Sie dies, tun Sie jenes, dann ist alles wieder in Ordnung.« Blödsinn. Ein paar Tipps und Techniken führe ich schon an, Sie wollen schließlich wissen, wer und was mir wie und wann geholfen hat, um aus dem Panikschlamassel herauszukommen. Da es MEIN Buch ist, habe ich einige Lebensweisen, Möglichkeiten und mentale Techniken erwähnt, die mir sehr genützt haben, mir dienlich waren und mein Leben absolut lebenswerter gemacht haben. Wenn Sie mögen, dann sind Sie herzlich eingeladen, manches zu übernehmen, auszuprobieren, kennenzulernen und vielleicht auch können zu lernen.

Bevor Sie sich mit meiner Geschichte beschäftigen, habe ich eine große Bitte: Darf ich Sie auf den folgenden Seiten mit »du« ansprechen, obwohl mir das Du-Wort im »Leben draußen« nicht so schnell über die Lippen geht? Darf ich Ihnen als der Ältere vielleicht das Du-Wort anbieten, ohne anbiedernd sein zu wollen? Da wir ab jetzt für einige Stunden eine zweifellos enge Beziehung eingehen und du (ist das in Ordnung für dich?) Dinge und beinahe Intimes über mich erfährst, passt es einfach besser in unsere private Kommunikation. Im Übrigen braucht es ja auch niemand offiziell zu wissen. Noch etwas: Ich gendere im »Leben draußen« einigermaßen korrekt und auch aus Überzeugung, in diesem Buch verzichte ich jedoch aus Platz- und Zeitgründen und vor allem aus Bequemlichkeit gerne darauf und habe mich für die männliche Form entschieden. Dies geschah nach Rücksprache mit meiner lieben, emanzipierten Frau. Sie plädierte eindeutig für die männliche Form. Ich hoffe, das ist für dich in Ordnung!

Der Untertitel des Buches lautet: »Mein Weg zurück ins Leben«. Das fand ich anfangs ein wenig übertrieben, ich war ja nicht tot, ich fühlte mich lediglich sehr oft so, aber der Vorschlag des Verlags gefiel mir dann immer besser. Ja, es ist ein Weg zurück ins Leben, und dieser Weg dauert nach wie vor an. Ein Weg in ein lebenswerteres Leben, in ein Leben mit viel Power, Vitalität, Freude, Bewegung, Sinn, Klarheit, Überblick und Visionen. Das klingt jetzt alles sehr nach Perfektionismus, ist es aber in meinem Fall ganz sicher nicht. Ich bin nach wie vor (manchmal) undiszipliniert, faul, träge, lebe ungesund, esse zu viel, bewege mich zu wenig usw. Doch heute ist es mir bewusst, wenn ich – aus meiner Sicht – Fehler mache, Fehler zulasse und sie dann fokussiert und zielgerichtet behebe. Das ist eine meiner vielen Erkenntnisse, die ich gewinne, indem ich mich mit mir auseinandersetze. Die Erkenntnis, dass ich Fehler beheben, Probleme lösen kann, indem ich etwas unternehme, damit es mir besser geht. Mich zu wehren gegen die störenden Einflüsse von außen. Machen statt machen lassen. Jeder Dritte von uns ist irgendwann einmal in seinem Leben mit Panikstörungen konfrontiert. Man fühlt als Betroffener Verzweiflung, Aussichtslosigkeit und Pessimismus. Man sieht schwarz. Aber ich darf dir heute, viele Jahre nach meiner Akutphase, verraten, dass diese Zustände für mein späteres Leben wichtig und als Alarmsignale absolut und nachhaltig von Nutzen waren. Solltest du auch betroffen sein von Panikattacken und Angstzuständen, dann wirst du das jetzt noch nicht verstehen. Du wirst sagen: »Mein Gott, was schreibt er da? Ich bin verzweifelt und weiß nicht, wie es weitergehen soll.« So habe ich es auch empfunden. Ich war auch verzweifelt und wusste nicht, wie es weitergehen sollte. Ich war am Boden. Ich war erledigt und keiner sollte beziehungsweise durfte es merken. Heute frage ich mich: Warum durfte es keiner merken? Ich wage es, dir zu versprechen, dass es Hilfe gibt. Und ich traue mich, dir zu sagen, dass es Heilung auch für dich gibt. Es gibt Hilfe und es gibt Heilung. Es wird auch dir von Tag zu Tag in jeder Hinsicht besser und besser gehen. Das wünsche ich dir von Herzen. Nur musst du etwas dafür tun. Du musst bereit sein zur Veränderung. Das ist das Zauberwort: VERÄNDERUNG. Ab jetzt!

Meine Panikttacken und Angstzustände und die in der Folge überwältigende Resonanz auf mein Outing weckten sozusagen mein »Helfersyndrom«. Ich beschloss, eine seriöse Coaching-Ausbildung zu machen, recherchierte im gesamten deutschen Sprachraum und stieß letztendlich durch die Mundpropaganda eines Freundes auf das Mentalcollege Bregenz, das in Kooperation mit der Universität Salzburg einen akademischen Lehrgang anbot. Das Pendeln vom Neusiedlersee an den Bodensee und retour über Jahre ... es hat sich gelohnt.

Wolfram Pirchner
im März 2014

Notfall/Krise

Wer hilft mir, wenn ich in Not bin? Wer hilft mir und dir, wenn wir eine Krise haben? Eine Notlage, einen Engpass, ein Problem? Wer hilft dir, wer unterstützt dich, wer ist an deiner Seite, wer steht dir bei? Wer drückt dich, wer nimmt dich tröstend in den Arm, wer schenkt dir seine Zeit, seine Aufmerksamkeit? Ich meine jetzt nicht nur eine richtige, eine greifbare, eine alles überlappende Lebenskrise, nein, ich ziele auch auf die kleine Krise, das »Krischen« hin, das mein Leben, dein Leben, sagen wir, unangenehmer macht als bisher. Eine Störung. Eine Indisposition. Das kann das Nichtfunktionieren der Kommunikation mit der Partnerin, mit dem Partner sein, ein Missverhältnis zu den lieben Kindern, weil du wieder einmal nicht ganz so funktionierst, wie sie das wollen, das kann eine wachsende Unzufriedenheit am Arbeitsplatz sein, eine Formkrise am Golfplatz usw. Eine kleine, mittelgroße oder größere Lebenskrise. Etwas, das dir nicht passt. Das dir gegen den Strich geht. Eine persönliche Finanzkrise vielleicht. Nehmen wir an, du hast dein Konto überzogen, den Rahmen voll ausgeschöpft – das ist übrigens nicht sehr klug, da zahlst du im besten Fall ungefähr acht Prozent Überziehungszinsen –, dann gehst du optimistisch zum Bankomaten, glaubst, ihn überlisten zu können, tippst deinen Code ein und dann verheißt die schriftliche Botschaft nichts Gutes. »Leider Barbehebung nicht möglich, wenden Sie sich an Ihr Geldinstitut.« Oder so ähnlich. Oh je. Keine Kohle mehr. Ausgepresst wie eine Zitrone. Was tun? Im Lotto wirst du wahrscheinlich wieder nicht den Jackpot knacken, eine Bank ausrauben klingt auch nicht nach der einzig erfüllenden und befriedigenden Lösung, die Mama kannst du nicht anpumpen, die hat selber nichts oder sie lebt nicht mehr. Also was tust du? Wer hilft dir? Klare und ernüchternde Antwort: Niemand. Nobody. Ist da jemand? Meistens nein. Außer du hast vielleicht eine Freundin, einen Freund, die Verständnis für deine Nichtfähigkeit, mit Geld umzugehen, haben und dir aushelfen. Aber erstens hast du vermutlich nicht so viele Freunde, wie du glaubst, und zweitens werden dir deine ganz wenigen richtigen und wahren Freunde eher nicht helfen. Was heißt helfen? Dir Geld geben. Also: Das ist unrealistisch, und falls der eher unwahrscheinliche Fall eintritt, dass dir deine Freundin oder dein Freund helfen, dann ist das keine Dauerlösung. Unterm Strich steht: Es hilft dir niemand. In keiner wie immer gearteten Notsituation.

Halt! Ausnahme. Die Familie, ja, ich weiß schon – Eltern helfen ihren Kindern, Geschwister, so sie sich untereinander verstehen und mögen, auch. Oma und Opa auch. Freunde selten. Noch einmal: Du hast ganz wenige wahre Freunde, auch wenn du von einer Unmenge an Freunden umgeben zu sein scheinst. Möchtest du hinterfragen, ob du Freunde hast? Und wenn ja, wie viele? Willst du tatsächlich eine ehrliche Antwort darauf bekommen? Lass es. Lieber nicht. Ehemals Fremde, die sich vertrauensvoll in dein Leben geschlichen haben, durchaus positive, für dich Nutzen bringende Menschen, mit denen du viel Zeit verbracht und verbraucht hast und immer noch verbringst. Die sich deine Sorgen und Nöte angehört haben, die dir ganz oft, mit häufig ungefragtem Rat und selten mit Taten, zur Seite standen. Freunde. Was für ein gewaltiges, starkes Wort. Meine Freundin. Mein Freund. Was ist das eigentlich? Eigentlich – ich mag dieses Wort gar nicht. Aber hier passt es. Was ist ein Freund? Jemand, der dir in allem zustimmt? Jemand, der nicht dagegenredet? Jemand, der dich in den Arm nimmt, dich tröstet und dir sagt: Ich bin für dich da? Ist das dann jemand, dem du grenzenlos vertraust? Weil sie oder er dich in den Arm nimmt und dich tröstet? Ist das dann tatsächlich jemand, von dem du ungefragt Ratschläge akzeptierst? Jemand, der dich vielleicht so formen und zurechtbiegen will, wie sie, wie er das gerne hätte? Gibt es da jemanden, der dir zuhört, der dich nimmt, wie du bist? Wie bist du? Du merkst schon, ich neige zum Fragenstellen. Ich bin ja auch Moderator, war einmal Redakteur, Journalist, und als solcher musst du neugierig sein, musst du Fragen stellen. Weil du sonst vermutlich keine Antworten bekommen wirst. Ich frage bewusst: Was ist ein Freund? Ein Lebensabschnittspartner? Ja, ich denke schon. Freunde sind auch Lebensabschnittspartner. Freunde zu gewinnen, Freunde zu haben heißt jedoch noch lange nicht, dass sie das auch ein Leben lang sein dürfen/müssen. Oder? Ein Leben lang. Eine lange Zeit. Oder auch nicht. Je nach Wahrnehmung. Wer hilft dir, wenn du in Not bist? Ich denke, dass du es bist, der dir helfen kann. Der handeln kann. Der ins Tun kommen muss, um eine Veränderung der Not, der Krise, der Indisposition, des Engpasses zu erreichen. Ich glaube, dass es den »Idealzustand«, zumindest bei erwachsenen Menschen, fast nicht gibt. Diejenigen, die immer wieder betonen, wie glücklich sie sind, wie zufrieden sie sind, wie friedvoll sie mit sich und der Umwelt umgehen, wie sehr sie im Reinen mit sich sind – die das bei jeder Gelegenheit (auch ungefragt) immer wieder loswerden müssen, die sind mir verdächtig. Die wecken ein zumindest leises Unbehagen in mir. Und weißt du warum? Weil ich es ihnen schlicht und einfach nicht glaube. Besonders verdächtig sind mir jene, die nach ihrer Aussage, nach einer kurzen Pause, das Wort »wirklich« hinzufügen. »Ich bin ein sehr zufriedener Mensch. PAUSE. Wirklich!« Da schüttelt es mich innerlich, weil ich mich wie ein Detektiv fühle, der sein Opfer auf frischer Tat ertappt. »Es geht mir sehr gut. PAUSE. Wirklich.« Na bravo, kein Wort glaube ich. Wirklich. Also dinglich, fassbar, greifbar, real, seiend, echt, wahr. Was heißt echt? Authentisch? Ja sicher. Wenn man es nur selber glaubt. Aber es ist ohnehin nicht dein Problem, wenn dich Mitmenschen mit ihren scheinbaren Zuständen überhäufen. Du bist der, der es akzeptiert, der es billigt, bejaht. Ein Freibrief sozusagen für weitere, ganz sicher bald folgende Zustandsinformationen. »Ich bin glücklich. PAUSE. Wirklich.«

Mein Sohn Felix sagte mir vor nicht allzu langer Zeit einen wunderschönen Satz: »Ich bin im Moment absolut sorgenfrei.« Und er hat das Wort »wirklich« nicht angefügt. Er hat es weder ausgespro-

> **Freunde. Was für ein gewaltiges, starkes Wort.**

chen noch gedacht. Ich glaube ihm. Er ist mittlerweile und im Moment absolut sorgenfrei. Das ist ein Superlativ. »Ich bin absolut sorgenfrei« heißt auch »es geht mir in jeder Hinsicht gut«. Da war ich einen Sekundenbruchteil fast so etwas wie neidisch auf ihn. Gott sei Dank hat er es nicht bemerkt und kann keine Gedanken lesen. Oder vielleicht doch? Das möchte ich auch empfinden, dachte ich mir. Absolut sorgenfrei zu sein. Die Mission im Kopf, die Visionen vor mir, die Vergangenheit bewältigt (alleine dieser Ausdruck ist doch schrecklich), mit meinen Lieben ganz im Reinen zu sein, mit mir versöhnt zu sein usw. Sorgenfrei zu sein. Losgelöst und frei von Sorgen und Kümmernissen. Schön. Sehr schön sogar. Ich freue mich sehr für ihn und wünsche ihm sehnlich, dass sein Zustand lange anhalten möge.

Wenn es nicht so läuft wie im Moment bei Felix, wenn dich die Wirrnisse des Lebens ein- und überholen, wenn die Probleme mehr werden, die Sorgen wachsen, die Lebenslasten schwerer werden – was dann? Hast du jemanden, auf den du »zurück-«greifen kannst, Eltern, Geschwister, das familiäre Netz? Mir ist die Familie früher fallweise auf die Nerven gegangen, sehr sogar. Ich hielt es nicht aus, kritisiert zu werden, ich mochte es nicht, dass nicht alles, was ich dachte und sagte (und ich rede und redete viel zu viel ...), freudig, gar enthusiastisch aufgenommen wurde, ich mochte die Unterordnungsrituale, die von mir als Heranwachsendem gefordert wurden, nicht. Weder als Kind, schon gar nicht in der Pubertät, und als biologischer Erwachsener hasste ich sie überhaupt. Ich weiß nicht, ob dafür in meiner Vergangenheit eine Ursache zu finden ist. Heute noch kann ich mit Autoritäten schlecht umgehen. Auch wenn die »Betroffenen« mir gegenüber positiv agieren und es möglicherweise auch gut mit mir meinen. Ich hege stets den leisen Verdacht, dass es sich um reine Kommandeure, Anweiser, Befehlsgeber handeln könnte. Hoffentlich meinen sie es gut mit mir.

Ja, die soziale Eingebundenheit. Wer hilft dir in der Not, wollte ich wissen. Meine Antwort lautet: Nur du selber hilfst dir – und

> **Ich bin im Moment absolut sorgenfrei.**

das nur dann, wenn du dazu bereit bist. Wenn du dir helfen möchtest. Die meisten Menschen denken nur dann über ihr eigenes Schicksal nach, wenn in ihrem Dasein etwas unrund läuft, wenn etwas schiefläuft. Dann tritt das auf, was wir unter dem Terminus »Teufelskreis« kennen, wir denken nach, geraten in die Vergangenheit, und diese zumeist schmerzlichen Erinnerungen lassen die Gegenwart noch beklagenswerter erscheinen. Mittlerweile weiß ich, dass der Teufelskreis dazu da ist, um aus ihm auszubrechen. Ja, das kann man. Beispielsweise, indem man sich angewöhnt, regelmäßig und häufig über sein eigenes Leben, sein Dasein nachzudenken, seine Abläufe zu analysieren, verbunden mit Fragen wie: Was bringt mir das? Gehe ich strategisch nach Plan vor? Habe ich einen Plan? Wohin führt mein Weg? Welche Ziele habe ich? Welche Wünsche gibt es? Wie ist meine Stimmung? Worüber freue ich mich? Wenn ich über meine Ziele, meine Vision(en) nachdenke, dann gerät mein System, also ich, in einen Zustand der inneren Harmonie. Meistens. In einen harmonischen Zustand, der auch im Außen registriert wird – und damit beeinflusst du das gesamte System, also alle, die dich umgeben. Egal, ob privat oder am Arbeitsplatz oder auch dir völlig fremde Menschen. Das ist ganz einfach so, dazu brauche ich keine wissenschaftlichen Beweise anführen.

Übrigens, falls du jetzt (ich sehe die intellektuellen Kritiker vor mir) denkst, das ist wieder so ein halb professioneller Lebensratgeber nach dem Motto »Hilf dir selbst, dann funktioniert dein Leben« oder »Leben leicht gemacht« oder »Wirf den Frust über Bord, die Heilung ist nah«, dann leg mein Buch besser weg. Es ist kein Lebensratgeber. Es ist meine Geschichte und es sind auszugsweise Experten, Maßnahmen, Techniken, Methoden und Schritte erwähnt, die mir gut getan haben und gut tun. Die mir geholfen haben und die ich deshalb hier anführe und ihnen Raum gebe. Das heißt noch lange nicht, dass das alles bei dir auch funktioniert. Die Kernfrage, wenn es einem beschissen geht, ist doch: Geht es mir tatsächlich so schlecht, wie ich mich fühle, oder bewerte ich die ganze Geschichte einfach falsch? Sehe ich mein Leid ausschließlich assoziativ oder bin ich bereit, auch eine dissoziative Haltung einzunehmen? Also von oben, von einem anderen Blickwinkel auf mein Problem zu schauen? Mir selbst zuzuschauen. Die alles überdeckende, mich erdrückende, beengende Sorge, was heißt Sorge, die Sorgenlawine zu betrachten. Mir hat die folgende Geschichte bei der Bewertung meiner Probleme geholfen. Weil sie die Perspektiven ändert. Es ist der fiktive Brief einer Tochter an ihre Eltern, die sich, wie die meisten Eltern, über alles und noch mehr Sorgen machen. Ich habe auch zwei Kinder und mache mir nach wie vor viel zu oft Sorgen. Vielleicht habe ich zu wenig Vertrauen zu den beiden?

Hier der Brief der Tochter:

Liebe Eltern,
seit ich von zu Hause weg auf der Universität bin, war ich, was das Briefeschreiben angeht, sehr nachlässig. Es tut mir leid, dass ich so unachtsam war und nicht schon viel früher geschrieben habe. Nun möchte ich euch auf den neuesten Stand bringen. Aber bevor ihr anfangt zu lesen, nehmt euch bitte einen Stuhl. Bitte lest nicht weiter, bevor ihr euch gesetzt habt! Okay? Also, es geht mir inzwischen wieder einigermaßen. Der Schädelbruch und die Gehirnerschütterung, die ich mir zugezogen hatte, als ich aus dem Fenster des Wohnheims gesprungen bin, nachdem dort kurz nach meiner Ankunft ein Feuer ausgebrochen war, sind ziemlich ausgeheilt. Ich war nur drei Wochen im Krankenhaus und kann nun schon fast wieder normal sehen. Nur noch einmal am Tag habe ich diese wahnsinnigen Kopfschmerzen. Glücklicherweise hat der Tankwart der Tankstelle in der Nähe das Feuer im Wohnheim und meinen Sprung aus dem Fenster gesehen und die Feuerwehr mit Krankenwagen gerufen. Er hat mich auch im Krankenhaus besucht – und da das Wohnheim abgebrannt war und ich nicht wusste, wo ich unterkommen sollte, hat er mir sogar angeboten, bei ihm zu wohnen. Eigentlich ist es nur ein Zimmer im ersten Stock, aber es ist doch recht gemütlich. Er ist ein sehr netter Junge und wir lieben uns sehr und haben vor zu heiraten. Wir wissen noch nicht genau wann, aber es soll schnell gehen, damit man nicht sieht, dass ich schwanger bin. Ja, liebe Eltern, ich bin schwanger. Mir ist bewusst,

wie sehr ihr euch freut, bald Großeltern zu sein ... und ich weiß, dass ihr das Baby gern haben und ihm die gleiche Liebe, Zuneigung und Fürsorge zukommen lassen werdet, die ihr mir als Kind gegeben habt. Der Grund, warum wir nicht sofort heiraten, ist, dass mein Freund an einer infektiösen todbringenden Krankheit leidet, daher ist es uns nicht möglich, eine voreheliche Blutuntersuchung durchzuführen, denn auch ich habe mich bei ihm angesteckt. Ich bin sicher, dass ihr ihn mit offenen Armen in unsere Familie aufnehmen werdet. Er ist nett und ehrgeizig, wenn auch nicht besonders gebildet. Auch wenn er eine andere Hautfarbe und Religion hat als wir, wird euch das sicherlich nicht stören. Und jetzt, da ich euch das Neueste mitgeteilt habe, möchte ich euch sagen, dass es im Wohnheim nicht gebrannt hat, ich keine Gehirnerschütterung oder einen Schädelbruch hatte, ich nicht im Krankenhaus war, nicht schwanger bin, nicht verlobt bin, mich nicht angesteckt habe und auch keinen Freund habe ... Allerdings bekomme ich auf meine erste Seminararbeit ein glattes »Nicht genügend« und leider habe ich auch die wichtige Proseminararbeit so richtig vergeigt. Ich möchte, dass ihr diese Noten in der richtigen Relation betrachtet!
In Liebe,
eure Tochter ...
(Beispiel aus dem Mentalcollege Bregenz)

Was tust du in so einem Fall? Wie reagierst du, wenn dir Vergleichbares passiert? Was dir beim Herauskommen aus welchem Schlamassel auch immer ganz sicher hilft, ist dein erster Schritt. Der erste Schritt, um ins Tun zu kommen. Die meisten Menschen, denen es schlecht geht oder die es zumindest so empfinden, fühlen sich ab dem Moment, von dem an sie ins Tun kommen, deutlich besser. Warum? Aktivität bedingt eine biochemische Veränderung im Gehirn. Neurotransmitter und Hormone werden ausgeschüttet und bedingen Reaktionen im psychischen und physischen Bereich. Schon das berühmte Orakel von Delphi hat vor ca. 3000 Jahren den durchaus vernünftigen Rat erteilt: Erkenne dich selbst! Kluge Menschen sind damals schon darauf gekommen, dass man das eigene Ich zuerst einmal erkennen muss, es dann meistern muss (leicht gesagt beziehungsweise geschrieben …), erst dann kann man sich auf einen Weg zu einem guten Leben machen. Zu einem guten Leben für sich selbst. Aber weit sind wir, wenn wir ehrlich sind, nicht gekommen. Auffallend ist auch, so berichten Experten, dass die Stimmung von Menschen, wenn sie über sich reflektieren, normalerweise eine schlechte ist. Wenn jemand über sich nachdenkt, ohne geschult zu sein, dann sind die ersten Gedanken, die im Gehirn, im Geist entstehen, zumeist negative, deprimierende. Die Fähigkeit der Reflexion kann und sollte man erlernen und in der Folge beherrschen, denn sonst verschlimmert das Nachdenken unsere Lebensqualität, anstatt sie zu verbessern.

Vielleicht sollten wir das Grübeln auch lassen und das Nachdenken über das eigene Ich, so wir das wollen, besser mit professioneller Hilfe angehen. Wie lautet die Lösung? Ins Tun kommen. »Machen« statt »gemacht werden«. »Hin zu« anstatt »weg von«. Ins Tun kommen heißt, du wirst dich besser fühlen. Von optimalen Bedingungen oder gar Genesung innerhalb kurzer Zeit reden wir hier noch lange nicht. Es geht um den ersten Schritt, es geht um die ersten Schritte deiner persönlichen Wanderung. Vielleicht wird es auch eine anstrengende Bergtour. Es geht um das Aufwachen aus deiner Lethargie, um die erste Initiative. Schrittweise. Was du ganz sicher brauchst und was du auch zulassen solltest, sind Nachsicht und Geduld – mit dir selbst. Behandle dich ab sofort besser, gehe sorgfältiger mit dir um. Von anderen würdest du das hoffentlich nie akzeptieren, wie du selbst fallweise mit dir umgehst. Was du dir gefallen lässt. Mir ist es lange Zeit so ergangen. Nach außen hin war alles meistens super, spitze, toll, in Ordnung. Nach außen. Ist dir das wichtig? Was die anderen über dich reden, wie du nach außen wirkst, auf die anderen? Auf jene, die über dich reden? Und sie reden meistens nicht gut über dich, glaube mir. Die Neider und die Missgünstler. Die Spießer, die selbst überhaupt nichts zusammenbringen. Ich merke das heute schon im Zusammenhang mit unserer Tochter, wie Erwachsene und sogar auch Kinder im Umfeld neidig sind. Darauf, dass sie

❙ Ins Tun kommen.

hübsch ist, dass sie gut ist, dass sie ehrgeizig ist, dass sie erfolgreich ist in der Schule, dass sie eine Supersportlerin ist, dass wir erfolgreich sind, dass wir ein schönes Haus haben usw. Sie sind auf alles neidig. Nicht alle, aber ich weiß es ganz genau. Man spürt das, wenn man sensibel und wachsam ist. Du siehst es in ihren Gesichtern, du spürt es in ihrem Verhalten. Aber es ist völlig belanglos und egal und es darf dir auch nichts ausmachen, das ist der Punkt. Ich bin also mit mir schlecht umgegangen. Und nur wenige Menschen haben es bemerkt. Als ich zum ersten Mal massive Schwindelgefühle, vermeintlich Kreislaufprobleme, spürte, nahm ich die Dienste einer Ärztin in Anspruch, die auch Akupunktur machte. Damals erlebte ich zum ersten Mal in meinem Leben so etwas wie einen »Flow«, also »Fluss«. Im Fluss sein, ohne Blockaden. Als sie mir die Akupunkturnadeln am Kopf, an der Stirn, der Nase, am Hals, an den Schultern und verschiedenen Bereichen des Körpers setzte, dachte ich mir: Toll, ich habe eine Nadelaversion, was mache ich hier? Was heißt Aversion, ich hatte eine Heidenangst, eine Panik, vor Nadeln. Und an und für sich war ich alternativen Methoden wie der Akupunktur gegenüber nicht gerade wohlwollend eingestellt. Plötzlich staken gefühlte 200 Nadeln in meinem Leib. Es waren rund 20. Es war ein komisches Gefühl, ich lag auf einer bequemen Liege in einem ruhigen, freundlichen Zimmer und mein Körper begann zu summen. Ich hatte zumindest das Gefühl, dass er summt. Natürlich summte mein Körper nicht, das wäre ja noch schöner gewesen. Ich hatte das Gefühl, dass mein Blut in Wallung, im schnellen Fluss war, und sagte dann auch zur lieben Frau Doktor: »Mir wird ein bisserl schwindelig, mein Blut rast so schnell.« Sie beruhigte mich und sagte, dass ich meine Meridiane fühlen würde und meine Blockaden sich lösten. Meine Energie würde fließen. Meine Energie fließt? Na Servus. Meine Meridiane? Was zum Teufel sind Meridiane? Sie erklärte mir, dass meine Lebensenergie »Qi« nach der Traditionellen Chinesischen Medizin (TCM) auf Energiebahnen, den Meridianen, durch den Körper strömt und an mehr als 700 Punkten die Hautoberfläche berührt.

Im Fluss sein.

Fließt die Qi-Energie harmonisch, ist der Mensch gesund. Krankheit und Schmerz sind dagegen Ausdruck von Disharmonien im Qi-Fluss. Sie können durch äußere oder innere Einflüsse wie Kälte, Wärme, falsche Ernährung, aber auch psychische Faktoren entstehen.

Die Akupunktursitzungen, einmal wöchentlich, taten mir gut. Bis ich auf einmal, als ich auf der Liege lag, eine Panikattacke bekam, die sich gewaschen hatte. Ich wusste aber nicht, dass es eine Panikattacke war. Ich dachte an meinen Kreislauf, meinen niedrigen Blutdruck und japste und jammerte, gespickt von vielen Nadeln, vor mich hin, bis die Frau Doktor kam, mir gut zuredete und mir von meinen Meridianen erzählte. Das lenkte mich ab und ebenso die Panikattacke. Sie war nicht mehr dominant. Und während ich interessiert feststellte, dass ich die Meridiane nachzeichnen hätte können, war sie auch schon wieder verschwunden. Super, dachte ich, meinem Kreislauf geht es wieder besser. Meinem Kreislauf …

Ganz blöd waren die Chinesen ja nicht, seit rund 3000 Jahren schätzt man die Akupunktur-Therapie in China als wirksame Hilfe bei Schmerzen, funktionellen und seelischen Erkrankungen sowie zur Harmonisierung des Immunsystems. Seit den Siebzigerjahren hat auch die Schulmedizin bei uns die sanfte Heilkraft der Traditionellen Chinesischen Medizin entdeckt und in ihr Behandlungsspektrum aufgenommen. Akupunktur hat mir bei der Bewältigung vieler »Gschichterln« geholfen und ich kann sie ruhigen Gewissens empfehlen. Wie jedoch bei allen Dienstleistern, Schulmedizinern, TCM-Ärzten, Masseuren, Therapeuten etc. – du musst die Richtige/den Richtigen selbst finden. Und: Nicht jeder gute Trainer ist ein guter Fußballspieler.

Panik Teil 1

Das war schon etwas Einschneidendes, etwas Gewaltiges. Es ist lange her, das genaue Datum ist mir entfallen, aber es war in etwa im Februar 1995. Ich moderierte mit Hannelore Veit die *Zeit im Bild 1*, die wichtigste TV-Sendung im ORF, in Österreich, was heißt Österreich? Im Universum. ICH war der Auserwählte für diese Aufgabe. Die – ich flüstere ehrfurchtsvoll – *Zeit im Bild*. Das war etwas Tolles. Ich, der Tiroler, der Provinzler – griasch di! – durfte oder musste, je nach Interpretation, die Hauptabend-Nachrichtensendung moderieren. Nur nebenbei: Vom tatsächlichen Arbeitsaufwand her war das nicht zu vergleichen mit *Willkommen Österreich* zum Beispiel – ich meine das ursprüngliche, das einzig wahre *Willkommen Österreich*, das äußerst erfolgreiche, quotenstarke Nachmittagsmagazin in ORF 2. Etwa sechs bis sieben Moderationen musste sich jeder von uns pro *Zeit im Bild* »umschreiben«, mundgerecht machen und dann von der »Autocue« ablesen. »Autocue« ist die Vorrichtung, die deinen Text gespiegelt vor dem Kameraobjektiv einblendet und nach deinem jeweiligen Sprechtempo ablaufen lässt. Damit erweckst du den Eindruck, alles auswendig zu können. Die Moderationen werden von den Redakteuren, zumeist nachdem sie den Bericht gestaltet haben, vorgeschlagen. Das solltest du prinzipiell können, also umschreiben sowieso und dann kompetent wirkend ablesen. Erzählen. Da gab und gibt es auch »Sprechpuppen«, denen du als Zuschauer ein nervöses Augenzucken andichten willst. »Sprechpuppen« meine ich übrigens liebevoll – bevor sich da jemand auf den Schlips oder sonst wohin getreten fühlt. Ich bezeichne mich auch ganz gerne als solche. »Autocuelesen« ist schwierig und wenn man es nicht kann, ist das ein Problem. Ich weiß, dass man »Autocue-Lesen« nicht lernen kann, genauso wenig wie Moderieren. Entweder du kannst es oder du kannst es nicht. Ob ich es kann, das weiß ich nicht, aber heute ist mir das auch egal. Es kommt jedenfalls immer noch gut an, was ich mache. Und ich sage dir beziehungsweise schreibe dir, es kostet mich auch heute noch ein wenig Überwindung, das so zu formulieren: Ja, ich kann es. Kann ja nicht jeder von sich behaupten, dass er den Job »kann«, oder? Die Chefs beispielsweise. Haben die vielen, die da gekommen sind und auch alle wieder gegangen sind, ihren Job gekonnt? Es ist nicht meine Aufgabe, das zu beurteilen.

Ich war ein toller Radiomann. Gute Stimme, reaktionsschnell, ich gestaltete aufregende Reportagen, war oft der Schnellste und Aktuellste am Ort des Geschehens und innerhalb weniger Minuten auf Sendung. Ich war interessiert, motiviert und neugierig. Außerdem fühlte ich mich in der Anonymität des Hörfunk-Machers sehr wohl, weil ich die Distanz zu meinen Zuhörern hatte. Fernsehen? Ich weiß nicht. In letzter Zeit gefalle ich mir einigermaßen gut, weil ich authentisch bin. Zugegebenermaßen schaue ich mich selbst aber nicht oft an. Und wenn, dann ungern. Das ist nicht so das Meine, obwohl ich das nicht laut sagen sollte, weil die Chefs natürlich wollen, dass man sich analysiert. Aber ich verstelle mich nicht mehr. Und Schauspieler bin ich sowieso keiner. Meine Angst ist bewältigt. Der Respekt ist an ihre Stelle getreten. Ich bin so, wie ich bin, und das kommt authentisch über den Bildschirm. Ob man das jetzt mag oder nicht. Danke für dein Verständnis!

Ich verstelle mich nicht mehr.

Fernsehmoderator. Wir Männer haben es ja besser als die Frauen. Also beim Moderieren. Sonst nicht. Männer werden nicht so argwöhnisch, nicht so kritisch beobachtet. Sonst dürften doch ein Peter Rapp und ich (bald) nicht mehr im Fernsehen auftreten. Wir sind nicht die »Anchormen« der Geriatrie-Sonderabteilung. Einige wissen nicht, wann der Zeitpunkt des Abschieds gekommen ist, aber wer geht schon gerne freiwillig vom Feld, wenn ihn der Trainer nicht austauscht. Egal, die Leute mögen uns zum überwiegenden Teil, und das ist gut so – für uns. Mit den Neidern musst du sowieso selbst fertig werden. Und die sind breit gestreut. »Das, was der gelackte Affe da macht, das kann ich schon lange.« Jaja, ist schon gut. Und warum machst du nicht den Job, du Pfeife? Ich sage dir, warum. Weil du es nicht kannst. Weil du nur die positiven Facetten siehst. Weil du das angeblich viele Geld riechst. Es ist ein 24-Stunden-Job, glaube mir. Nicht ganz, weil einige Stunden schläfst du ja hoffentlich auch. Aber wenn du in den Supermarkt einkaufen gehst, dann bist du der TV-Moderator. Wenn du im Wartezimmer eines Arztes sitzt, dann bist und bleibst du der Fernsehmann. Auf der Straße, überall. Du wirst angesprochen, du wirst angegriffen, im Sinne von berührt, und manchmal auch für das Fernsehprogramm verantwortlich gemacht. Ich habe Glück, zum überwiegenden Teil mögen mich die Leute. Ich werde nicht beschimpft, ich werde gut behandelt. Aber ich bin, wann immer ich in der Öffentlichkeit bin, öffentliches Gut und »im Dienst«. Weil ich pausenlos mit meinen Zusehern konfrontiert bin. Und da gibt es immer noch welche, die mich fragen, wie toll denn das nicht sei – erkannt zu werden. Wichtig zu sein. Prominent. Nein, es ist nicht toll. Die erste Woche vielleicht, wenn dich wildfremde Menschen anschauen, dich nicht gleich zuordnen können, dann aber kommt das erleichternde: »Ich kenn Sie woher. Sind Sie nicht der Haider? Egal ob Jörg oder Alfons. Oh Gott. Oder der Chmelar. Naja.« Es ist auch schön, wenn dich die Menschen schätzen, dich mögen, du oft der einzige »Besucher« bist, den sie zu Hause empfangen. Da gibt es eine Art Naheverhältnis, von dem du nichts ahnst. Da entsteht aber auch eine gewisse Distanzlosigkeit, so eine Art »Du gehörst mir«-Einstellung, weil ich bezahle ja schließlich auch TV-Gebühren. Und deshalb darf ich dir alles sagen, was ich will, dich berühren, wann immer und wo ich will. Nein, so schlimm ist es nicht, aber manchmal nahe daran. Und darum beneiden dich einige? Warum ärgere ich mich jetzt im Moment des Schreibens? Weil solche beiseite geschobenen Gefühle immer wieder hochkommen und die Erinnerung an unerfreuliche Erlebnisse mit Zusehern zwar verschwommen, aber doch präsent ist. Es muss dir selbst absolut gleichgültig sein, was die Neider über dich sagen und denken. Das war es mir lange Zeit nicht. Aber ich

> **Meine Angst ist bewältigt.**

habe viel erfahren, viel gehört und viel gelernt. Die anderen, die Missgünstigen sind mir inzwischen egal. Sie sind uninteressant, ohne Bedeutung. Sie können reden, was und wie viel sie wollen. Nur ehrenrührig, verleumderisch sein, übel nachreden sollten sie nicht. Das könnte im Ernstfall teuer werden.
Während dieser unvergesslichen, ominösen *Zeit im Bild* ist es also passiert. Hannelore spricht gerade intelligente, wohl formulierte Sätze in die Kamera, als ich ein Schwindelgefühl verspüre, so wie bei einer plötzlichen Kreislaufschwäche, nur viel intensiver. Von hinten, den Rücken herauf kriechend, sich anschleichend, über den Nacken bis in den Kopf. Schwindel. So ganz anders als bei einer Überanstrengung oder ein paar Gläsern Wein zu viel. Bedrohlich, einengend, Furcht einflößend. Was ist, wenn ich jetzt vom Sessel kippe? Viele Hunderttausend Menschen, die hoffentlich brav ihre Gebühren zahlen, würden Zeugen eines einmaligen Vorfalles werden. Oder ist schon einmal eine »Sprechpuppe« während einer Live-Sendung vom Sessel gefallen? Während einer Hauptabendsendung? Ich kann mich nicht erinnern. Zumindest in dieser Hinsicht würde ich Fernsehgeschichte schreiben. Ich wetze nervös auf dem Sessel hin und her, der Schweiß rinnt mir den Rücken hinunter, Hannelore fragt mich, während der Bericht gerade läuft, was denn los sei. »Mir ist schlecht und schwindelig.« – »Willst du ein Glas Wasser, es dauert nur mehr 5 Minuten.« – »Das halte ich schon durch.«
Schnitt. Die Sendung ist vorbei, eine liebe, besorgte Sekretärin bringt mir Kreislauftropfen, ich setze das Fläschchen an, sauge gierig, verschlucke mich fast und vermeintlich geht es mir besser. Schwindel vorbei. Als bekennender und begeisterter Hypochonder mache ich mir so meine Gedanken, was denn los sei. Welcher Krebs breitet sich da jetzt aus, habe ich möglicherweise einen Hirntumor oder mich mit sonst einer schrecklichen Krankheit angesteckt? Panik, Kapitel 1. Einige Sendungen später dasselbe Prozedere. Knapp vor Schluss der Sendung Schwindel, Herzrasen, Übelkeit. Was ist denn das bloß? Sofort zum Arzt. Aber zu welchem um 20 Uhr am Abend? Ist ja schon schwierig genug, rasch am Vormit-

tag einen Termin zu bekommen. Zum Praktiker? Ob der mir helfen kann bei meiner gefühlten schweren Erkrankung? 35 Jahre bin ich alt und sterbenskrank. Hab ich das verdient? Nein, nein, nein! Oder vielleicht doch? Das geht in der Folge so ein, zwei Wochen, wie zähflüssiger Schleim zieht die Zeit, schleppt sich dahin – manchmal vergesse ich, dass ich lebe. Ich habe ständig das Gefühl, einen leichten Rausch zu haben. Nicht wirklich unangenehm, denke ich mir, da ersparst du dir relativ viel Geld. Nur beim Autofahren ist es mühsam und beengend.

Es muss dir selbst absolut gleichgültig sein, was die Neider über dich sagen und denken.

Ich wohnte damals in der Nähe des ORF-Zentrums, den Küniglberg hinunter. Schnell zu Hause. Hinein in die gute Stube, Türe zu. In Sicherheit. Sicherheit? Mehr als drei oder vier Menschen in unmittelbarer Umgebung machten mich nervös, ja, machten mich panisch. Ich ging gerne ins Gasthaus, auch ins Restaurant. Das ging ab jetzt gar nicht mehr. Obwohl ich damals rauchte, diese rauchgeschwängerten, meist überhitzten Räumlichkeiten, die Menschenansammlungen, das brauchte ich gar nicht mehr. Schluss, vorbei. Ein unerträglicher Zustand. Theater, Parkett, Kino – absolut unmöglich. Allein der Gedanke daran schnürte meine Kehle zu.

Ich erinnere mich, dass ich mit meiner damaligen Freundin im Theater war. Einige Reihen vor uns saß der damalige Vizekanzler Alois Mock. Zitternd. Parkinson. Ich fixiere Mock, er tut mir leid, ich beginne auch zu zittern. Mir wird noch übler. Ich beginne zu schwitzen und habe das Gefühl, dass mich alle im Theater anstarren. Mich, den Fernsehkasperl, schwitzend, auf dem Sessel hin und her wetzend, schwindlig. Der Schweiß tropft von meiner Stirn, die Haare scheinen klatschnass zu sein, der Hemdkragen muss schon völlig durchnässt sein. Ich trau mich nicht, mir die Stirn abzuwischen, wie auch, ich habe kein Taschentuch bei mir. Verdammt. Schaut mich wer an? Merkt irgendjemand, was mit mir los ist? Ich frage mich oft: Was ist mit dir los? Endlich die Pause. Wie oft habe ich Theater, Konzerte in der Pause verlassen. Weg von hier, bloß raus. Warum tue ich mir das an? Sofort ins AKH!

AKH

Auf ins AKH, gleich geht es mir besser. Meine Rettung. Mein Zufluchtsort. Mein AKH. Vermutlich werden sie etwas Schlimmes finden. Notaufnahme. »Herr Pircher, ich freue mich, dass ich Sie einmal in Natura sehe«, sagt die liebe Frau in der Aufnahme, der ich als Erstes in die Hände falle. Ich heiße übrigens immer Pircher. Auch heute noch. Für alle. Nur nicht für meine Familie. Steht übrigens auch in meiner Taufurkunde falsch. Naja, egal. Sind beides keine Künstlernamen, weder mit »n« noch ohne. »Ich bin der Patient.« – »Was? Na kommen S' her.« Bin eh schon da … »Mir ist schlecht, ich schwitze, der Kreislauf, Krebs, Hirntumor, Aids, was weiß ich.« Ich werde aufgerufen – durch den Lautsprecher. Es sind noch andere Patienten da, die mit stierem Blick vor sich hinstarren. Keiner beachtet den anderen. Laut, beinahe überlaut werde ich aufgerufen. »Dr. Pirchner in den Behandlungsraum A.« Ich gehe dorthin, was heißt, ich gehe – ich schlurfe, versuche dem Oberarzt zu erklären, dass ich kein Doktor bin, sondern, wenn es denn wichtig sei, lediglich Magister. Ein Schmalspurakademiker sozusagen. Die Schwester knurrt grantig: »Das steht hier, dass Sie Doktor sind, und dann ist das auch so.« – »Ich bin kein Doktor.« Sinnlos. Heute noch, wenn ich wegen irgendwas im AKH bin, höre ich: »Dr. Pirchner bitte dorthin, Dr. Pirchner bitte dahin, Dr. Pirchner egal wohin.« Ich habe diesbezüglich resigniert, es amüsiert mich und vielleicht wurde ich ja im AKH promoviert und habe es nicht mitbekommen. Kann ja sein, wenn man verrückt ist. Ver-rückt meine ich. Dazu aber später … Nur eines noch: Ver-rückt bleibt und ist man sein Leben lang. Gott sei Dank. Ein wenig aus der Mitte. Oft höre ich, wie erstrebenswert es doch sei, »mittig« zu sein, »die Mitte zu finden«, »finde doch zu dir!« Was? Mittig??? Das ist doch fad und langweilig. Mittig? Die Amplituden zwischen Höhepunkten und Tiefpunkten abfedern, das hat mir sehr geholfen. Nicht himmelhoch jauchzend, wenn es einmal optimal läuft – privat, beruflich, finanziell, sozial etc. –, und auch nicht zu Tode betrübt, wenn es hakt. Egal wo und in welchem Bereich. Mittig? Die Flatline bedeutet in der Medizin, dass es aus ist. Exodus. Aber mittig. Genau in der Mitte. Ins Herz. Blutabnahme, EKG. Warten auf den Befund. Leider ist alles in Ordnung. Wirklich und gefühlt »leider«. Du wirst das vermutlich (noch) nicht verstehen, ich gebe zu, es mutet sonderbar an, aber ich hätte schon ganz gerne gehabt, dass sie – die Ärzte – etwas gefunden hätten. Zum Beispiel: »Ihre Halsschlagader ist verengt, verkalkt. Sie müssen sofort etwas unternehmen. Sie brauchen einen Stent! Jetzt!« Ich wollte hören: »Sie haben sich durch jahrelanges Rauchen und Trinken geschädigt. Sie haben sehr schlechte Cholesterinwerte. Es besteht dringender Handlungsbedarf.« Die schlechten Cholesterinwerte hatte ich schon bei meiner ersten diesbezüglichen Untersuchung mit 19 Jahren. Beim Bundesheer wurden wir ja zwangsblutgetestet. Cholesterinwerte? Entsetzlich. Genetisch bedingt. Vererbt. Anlage. »Nein – Sie haben nichts. Es geht Ihnen gut. Jaja, die LDL-Werte sind erhöht, auch die Triglyceride, aber sonst: gesund und munter.« – »Nein, ich bin nicht munter. Mir ist schlecht.« – »Guat schaun S' aus, wia im Fernsehen. Und so schlank (damals). Im Fernsehen san S' vü blader.« Das brauche ich jetzt noch. Gut. Danke und auf Wiedersehen. Ab nach Hause.

| **Ver-rückt bleibt und ist man sein Leben lang.**

Zuhause war die Welt in (Un)Ordnung

Herr »Pircher« ist zu Hause. Schwindel beim ORF, Schweißausbrüche im Kino und Theater, nur zu Hause war die Welt noch in Ordnung. Noch. Bis zu dem Tag, besser gesagt bis zu jener Nacht, in der ich um 2 Uhr aufwache und einen Puls von 200 habe. Das weiß ich, weil ich damals ein Pulsmessgerät hatte und sofort gemessen habe. Was in der Panik schwerfiel. Zittrige Hände, fahriges, nervöses Herumgeschussle – endlich der Wert. 200. Na bravo. Ich habe dieses Gerät übrigens später im Sondermüll entsorgt. Ich messe nicht mehr. Ich messe nichts mehr. Ich hasse es zu messen. Weder Gewicht, noch Puls, noch Blutdruck. ICH mach das nicht mehr. Weil es mich verunsichert, mich frustriert und ärgert. Vor allem das Wiegen. Wozu soll ich mich wiegen, wenn ich eh weiß, dass ich zu fett bin. Ein Negativerlebnis jagt das nächste. Und in diesem Fall selbst verschuldet. Wenn Sie glauben, zu dick zu sein, oder es tatsächlich sind, dann wiegen Sie sich bitte nicht mehr. »Ich habe seit gestern 3 Kilogramm abgenommen«, erzählt mir die liebenswerte Kollegin jeden Monat. »Ja, gratuliere! Du hast maximal 3 Liter weniger Flüssigkeit«, möchte ich ihr sagen. Natürlich tu ich es nicht. Um abzunehmen, musst du Fett verlieren. Und 3 kg Fett verbrennst du nicht an einem Tag, auch wenn du ein Fatburning-Training machst, das sich gewaschen hat. Eines, dass dich vermutlich mit einem Kreislaufkollaps ins nächste Krankenhaus katapultieren würde. Langsam, gemach, wenn man das tatsächlich will. Wollen im Sinne von: »Ich mach das jetzt, auch wenn ich weiß, dass es schwer ist.« Wenn ich eine Veränderung will, dann tut das weh. Dann schmerzt das. Dann ist das mit Entbehrungen, mit Überwinden, mit Änderung der Lebensgewohnheiten unmittelbar und eng verbunden. Veränderungen im Essverhalten, im Bewegungsverhalten, in der eigenen Einstellung. Ich musste und muss den Verführungen den ganzen Tag widerstehen, den angebotenen

Kekserln, Zuckerln, Desserts, Kuchen und all den süßen Grässlichkeiten, mit denen mich meine wohlmeinenden Mitmenschen stopfen wollen. Beobachte einmal: Meistens sind es dicke Menschen oder solche, die zur Fettleibigkeit neigen, welche dir Süßes anbieten. Warum machen sie das? Überlege. Richtig! Sie machen das, um von ihren eigenen Fettschwarten abzulenken, damit auch du zum Kreis der Erlauchten gehörst.

> **Wenn ich eine Veränderung will, dann tut das weh.**

Zu jenen, deren Cholesterinwerte sich in schwindelnde Höhen schrauben, deren Triglyceridwerte katastrophal sind und deren Aorten sich dem Zustand der starken Verkalkung nähern. Es ist verdammt schwer, NEIN zu sagen. Es ist extrem belastend, in der ersten Zeit der – jetzt hätte ich bald Askese geschrieben – von Askese sind wir weit entfernt ... also, es ist sehr schwer, Nein zu sagen, die Angebote freundlich abzuweisen – ohne Begründung. Insbesondere in der ersten Zeit des Verzichts, der Veränderung, des geänderten Wollens. Du kannst aber deinen Mitmenschen auch ohne Weiteres sagen: Schluss! Ich bin zu fett und ändere das ab jetzt! Nein, das musst du nicht.

Ich stand mit meinem Sohn vor einigen Jahren vor einem Eisstand in der Shopping City Süd, um ihm ein Stanitzel zu kaufen. Der Verkäufer erkannte mich: »Grüß Sie, Herr Pircher. Wollen S' auch ein Eis?« – »Danke, ich esse nichts Süßes.« – »Aber gengan S' – ein Eis für Sie, lieber Herr Pircher. Ich seh Sie so gern im Fernsehen! Welche Sorte darf's denn sein?« – »Danke vielmals, aber ich esse keine Süßigkeiten!« Und meine Stimme wurde energischer. Viele Menschen stehen um den Eismann und seinen Stand herum, starren mich an, anstatt sich an dem dargebotenen gefärbten Eisgatsch zu erfreuen und sich von ihm locken zu lassen. Und der Eismann setzt noch einen drauf: »Ich lad Sie ein, Herr Pircher.« So, jetzt hab ich verloren. Es reicht. Die rettende Idee: Ich pirsche mich mit überfreundlicher Miene, verschwörerisch lächelnd an den lästigen Eismann heran, spitze meine Lippen und nähere mich noch mehr – jetzt schon grenzüberschreitend – seinem rechten Ohr.

Leicht behaart übrigens. Um dann in die scheinbar erwartungsvoll dargebotene Muschel zu flüstern: »Ich habe eine Zuckerallergie. Wenn ich das Eis jetzt esse, dann falle ich in Ohnmacht. Bitte nicht!« Der Eismann ist entsetzt. Erschrocken wiederholt er mit unvermeidlich lauter Stimme: »Eine Zuckerallergie! Um Gottes willen! Sie armer Mensch. Das ist ja entsetzlich.« Das Eis verschwindet in Kindeshand, das Stanitzel war zu diesem Zeitpunkt bereits leicht schweißfeucht. Ich verabschiede mich zuckersüß und bin mir selber sehr dankbar, die Situation gerettet zu haben. Mein Sohn brabbelt dann irgendetwas von wegen: »Du hast doch keine Zuckerallergie ...« – »Klappe!« Egal, ab heute habe ich sie. Die gute Zuckerallergie, die mich so oft vor Süßigkeitsattacken rettet.

Ja, ich weiß schon – der Wille alleine ist es nicht. Du musst auch all die wohlmeinenden Menschen in deinem Umfeld davon überzeugen, dass sie dich in Ruhe lassen sollen und müssen, was dein Essverhalten betrifft. Grenzen ziehen und Überschreitungen derselbigen konsequent zurückweisen. Klar und deutlich. Ohne Begründung. »Ich will das nicht!« »Ich möchte das nicht.« »Ich esse nichts Süßes.« Alles klar? Verstehst du, was ich meine? Das »Ich«. Das ist wichtig. Meiner Meinung nach. Wenn man etwas will, dann gelingt es auch. Ohne Waage. Der Gürtel, das Kleid, die Hose sind die besten Indikatoren dafür, ob du abgenommen hast oder nicht. Prinzipiell stellt sich die Frage, ob es erstrebenswert ist, schlank zu sein. Jung, dynamisch, dünn – ein Leben lang. Willst du das wirklich?

> **Wenn man etwas will, dann gelingt es auch.**

Oder lebst du mehr im Außen? Ist es dir wichtig, was deine Freunde, Bekannten, Arbeitskollegen sagen? Vielleicht würdest du dich auch mit ein paar Kilogramm mehr durchaus wohl fühlen. Ich höre oft: »Ich muss abnehmen!« Nicht aus gesundheitlichen Gründen, sondern rein aus optischen, aus selbst auferlegten, oder vielleicht weil ich wieder einmal ein magersüchtiges 40-kg-Modell in einer Illustrierten entdeckt habe. »Ein wenig dünn, aber tolle Figur. Gar kein Bauch!« Waschbärbauch statt Waschbrettbauch muss es ja nicht sein, aber es gibt doch etwas dazwischen.

Hey, wo ist dein Selbstwertgefühl? Wenn du tatsächlich abnehmen willst oder musst, dann tu es ganz einfach. Ja, ganz einfach. Außer du bist gesundheitlich so gehandicapt, dass es nicht möglich ist. Aber in den meisten Fällen ist es die Unbeherrschtheit, die Lust, die Gier, der »Hunger«. Wann haben wir schon Hunger? Wir haben höchstens Appetit, Lust, Sucht usw. – aber Hunger? Dieses Gefühl kennen höchstens unsere Eltern und Großeltern. Wir nicht. Zumindest in den meisten Fällen. »Ich kann ohne Süßigkeiten nicht leben!« Was? Du kannst ohne Süßigkeiten nicht leben? Du lebst ohne Süßigkeiten ganz sicher länger und mit mehr Lebensqualität. Glaube ich zumindest. Zucker ist der nachgewiesene Energieräuber Nummer 1. Keine ernährungswissenschaftliche Erkenntnis sagt, dass wir Menschen Zucker brauchen, ihn notwendigerweise zu uns nehmen müssen. Zugegeben – ja, er schmeckt, er deckt ein Lustgefühl ab. Er ist wie schlechter Sex. Nachher sagt man sich oft: »Das hätte ich mir ersparen können!« Aber die Gier … die Lust … das Verlangen sind stärker.

Der innere Schweinehund

»Der innere Schweinehund« sagt man, wenn man undiszipliniert ist, wenn man faul, träge und schlapp ist, wenn man sich fühlt, als wäre einem die Luft ausgelassen worden. Von wem übrigens? Dieser Schweinehund ist schuld, wenn ich zu viel fresse und saufe und rauche und weiß Gott noch was tue. Der Schweinehund? Wie kommen das Schwein und der Hund dazu, dass man aus den beiden eine Einheit bildet, eine negativ besetzte noch dazu? So ein Blödsinn. Vergiss den Schweinehund. Du bist es, der schwach ist. Du bist es, der sich nicht überwinden will, der zu keiner Veränderung bereit ist. Sag einmal einem Raucher, er soll nur einen Tag lang auf die Glimmstängel verzichten. »Kann ich nicht«, wirst du dann hören. »Will ich nicht« wäre zutreffender, denke ich. Oder schlage in der Freundesrunde vor: »Heute trinken wir am Abend keinen Alkohol!« Da wirst du dir vermutlich einiges anhören können. »Kommt nicht infrage«, »Was soll das?«, »Das ist ja absolut uncool und unlustig.« Ich trinke auch gern und ich trinke fallweise zu viel. Gott sei Dank vertrage ich wenig. Aber ich bin hin und wieder sozusagen »naturhigh«. Alkohol brauchen? Nein. Vor allem nicht zum Lustigsein.

Vergiss den Schweinehund.

Hurra, ein halbes Kilo weniger. Aber nur deshalb, weil ich vergessen habe, den letzten halben Liter der täglichen Wasserration zu trinken. Es wiegen sich ja auch meistens die Übergewichtigen – und erleben, einer tibetischen Gebetsmühle gleich, ständig und wiederkehrend ihr Frusterlebnis. Und täglich grüßt das Murmeltier. Die Fettpolster sind übrigens auch nicht über Nacht erschienen. Weniger Essen, bewusster Essen, Zucker weg. »Nein, auf meine Schokobananen möchte und kann ich nicht verzichten!«, sagt die um 30 kg zu schwere 20-jährige Cousine. Die Betonung liegt auf »kann«, nicht »will«. Hey, was ist los? Du willst nicht darauf verzichten. Hauptsächlich willst du nicht auf die Suchtbefriedigung verzichten. Auf dieses fette, süße, schokoladige Gefühl, das sich in deinem Mund ausbreitet, wenn du gierig zwei, drei Schokobananen in selbigen stopfst. Suchtbefriedigung. Befriedigung? Eher nicht. Frusterzeugung eher. Und meistens flüsterst du dir dann den schon Fast-Glaubenssatz zu: Das war wieder notwendig. Das mit dem schlechten Sex hatten wir schon. Aus dem eigenen Frust wird selbstbewusstes Handeln und Lebenslust.

**Tu deinem Leib etwas Gutes,
damit deine Seele Lust hat,
darin zu wohnen.**
Teresa von Avila

Panik Teil 2

Es war ein beklemmendes Gefühl. Ein panisches, enges, die Kehle zuschnürendes. Ein mächtiges, alles beherrschendes Gefühl, das scheinbar – vielleicht auch tatsächlich – bis in die letzte Zelle meines Körpers vordrang. Sich rasch und stetig durchfraß wie ein bösartiges, hinterhältiges, gemeines Tier, das wurmartig kriechend kein Hindernis vorfand, welches es hätte stoppen können. Anfälle, die nicht auf eine spezifische Situation bezogen waren und plötzlich und überraschend auftraten. Das Blöde für mich war, dass die Attacken nie voraussehbar waren. Oft haben mich Betroffene oder auch Nichtbetroffene später gefragt, wie lange denn die Attacken dauern würden. Das reichte von zwei, drei Minuten bis hin zu einer Zeitspanne von einer Viertelstunde. Lähmend lange. Weißt du, wie lange 15 Minuten sein können? Übelkeit stieg in mir auf, ich war wieder einmal dem Erbrechen nahe, hatte Schweißperlen auf der Stirn, die langsam, höchst widerlich den Hals hinunterrannen, bis sie das mittlerweile nasse Poloshirt erreicht hatten und in den Tiefen der hochwertigen Baumwolle verschwanden. Womit hatte ich das verdient? In der Anfangszeit meiner Panikattacken suchte ich die Begründung meiner Zustände auch in meiner ausgeprägten Genusssucht. Obwohl die Genussfähigkeit eine wichtige mentale Fähigkeit ist. Habe ich vielleicht zu viel geraucht, zu viel getrunken? Wie erwähnt vertrage ich nur wenig Alkohol, aber ich trank ordentlich und vor allem regelmäßig. Ein Vorteil war, dass man es mir nicht ansah, außer ich ging schwer verkatert aus dem Haus. Abhängig war ich nicht oder nie, oder vielleicht doch schon? Jedenfalls waren im Verlauf einer jahrzehntelangen »alkoholischen Betätigung« akute Beeinträchtigungen meines Bewusstseins, der Wahrnehmung, der Affekte oder des Verhaltens relativ selten feststellbar. Ja, solche Parameter wie eine leichte Enthemmung, eine erhöhte Aggressivität, eine große Streitlust, kombiniert mit Gangunsicherheit, die gab es, und diese Erkenntnis war und ist schmerzhaft. Aber wem geht es nicht ähnlich in unserem schönen Land? Alkohol – die legale Droge. Bei Marihuana schreien sie alle auf, die selbst ernannten Moralapostel dieses Landes. Um Gottes willen – Rauschmittel, Suchtgift, Drogen, Dealergesindel usw. Ja, ja, ja. Ich bin auch der Meinung, dass Dealer eingesperrt gehörten. Dass sie sich Jugendlichen und Kindern gegenüber für immer fernhalten müssten. Aber das ist nicht das Thema. Alkohol. Das ist schick und ein absolutes »Must«. Wenn ich einmal aus Disziplinierungsgründen und auch wegen des gesundheitlichen Aspekts einige Monate ohne Ausnahme alkoholfrei »lebe«, dann höre ich nicht selten: »Trinken S' doch ein Achterl, Herr Pircher (immer wieder Pircher …), das schadet doch nicht.« – »Ein Achterl oder zwei sind gut fürs Herz.« – »Darf's ein Verdauungsschnapserl sein?«

Der gesellschaftliche Druck, etwas »trinken zu müssen«, ist hoch. Es gibt sie zuhauf. Jene Zeitgenossen, die es nicht akzeptieren können oder wollen, dass man nichts trinken will. Nichts Alkoholisches. Versuch es einmal. Nur einen Tag. Alkoholfrei. Du wirst vermutlich an deine Toleranzgrenzen stoßen. Gegenüber Arbeitskollegen, Freunden und auch gegenüber der eigenen Familie. Ich habe dasselbe Phänomen festgestellt, als ich mir nach jahrzehntelanger zweifelhafter Raucherkarriere im Dezember 2012 das Rauchen abgewöhnt habe. Von einer Stunde auf die andere. Ich wollte mir mein Leben nicht mehr vernebeln. Mit 15 habe ich begonnen, die ersten Tschick zu qualmen, mit 16 und 17 waren das möglicherweise noch schwer pubertäre, der Geltungssucht geschuldete Handlungen und ab 18, 19 Jahren begann mir die Raucherei zu schmecken. Nun war ich fest entschlossen, mit dem Qualmen aufzuhören. Was habe ich alles für Bücher gelesen, welche Seminare wollte ich nicht besuchen, die vielen Personal-Coaches, denen ich berufsbedingt zuhören durfte und musste. »Kommen Sie, ich hypnotisiere Sie.« Bloß nicht. Hypnose, das fehlte mir noch. Ich ließ mich schließlich dazu überreden, eine Psychologin aus Bregenz in Vorarlberg aufzusuchen, die ihr Programm »Abenteuer Rauchfrei« nennt. Was für ein Blödsinn, dachte ich. Ich sollte ca. fünf Stunden mit der guten Frau verplempern, mich von meiner Last »befreien« lassen und dann nichts mehr rauchen. Großartig. Ich traf mich mit der Frau Doktor. Eine sympathische, junge und trotzdem ein wenig mütterlich wirkende Person mit einer angenehmen Art und Stimme. Stimme ist sehr wichtig, findest du nicht? Und Geruch. Der Geruchssinn ist übrigens schon bei der Geburt vollständig ausgebildet. Eine weitere Eigenschaft des olfaktorischen Systems beim Menschen ist, dass es alle 60 Tage durch die sogenannte Apoptose erneuert wird. Dabei sterben die Riechzellen ab und werden durch Basalzellen erneuert. So steht es in Wikipedia.

Ich erinnere mich, dass es ein sehr angenehmes Gespräch war – immerhin rund vier Stunden lang. Eine Art Powerpointpräsentation war es, informativ, sie sprach davon, was der Staat an meinem Zigarettenkonsum verdienen würde. Zum Thema Gesundheit sagte sie nicht sehr viel, die gesundheitlichen Auswirkungen kennen wir eh schon allesamt. Bilder von Zigaretten rauchenden Babys und Kindern zeigte sie mir. Manipulierte Fotos, die aber zweifellos ihre Wirkung haben. »Warum lassen Sie Ihre (damals) neunjährige Tochter nicht rauchen, wenn das so ein fantastisches Gefühl ist?« Es war keine Hypnose, keine Gehirnwäsche, aber was war es dann?

> **Versuch es einmal. Nur einen Tag. Alkoholfrei.**

Nach drei Stunden forderte sie mich auf, eine Pause zu machen, hinunter auf die Straße zu gehen und eine Abschiedszigarette zu rauchen. »Verabschieden Sie sich von Ihrer letzten Zigarette«, sagte sie. »Sie können ihr auch gerne einen Abschiedsbrief schreiben, wenn Sie das wollen«, meinte sie. Nun denn, ich ging hinunter, nahm meine Packung Zigaretten gierig-liebevoll in die Hand und dachte schon daran, wie gut mir die Zigerln schmecken würden, wenn ich nach der »Rauchentwöhnung« ins Auto steigen werde. Ich nehme also meine »letzte Zigarette« in die Finger, zünde sie an, ich erinnere mich noch an das fauchende Geräusch des Zündholzes, und dann ziehe ich, nein ich sauge den Rauch gierig in meine Lungen. Ist das ein Genuss! Oder doch nicht. Plötzlich wird mir übel, speiübel, und ich denke mir: Na super, jetzt fällt der Fernsehkasperl in Bregenz auf der Straße um, während er an seiner Abschiedszigarette nuckelt.

Ich schnipse den Tschick auf die Straße – und das war es dann. Unfassbar nicht nur für mich, sondern auch für die Menschen aus meinem engsten Umfeld, die mich doch ganz gut kennen und wissen, wie unbeherrscht, wie inkonsequent ich manchmal sein kann. Was hat sie gemacht, die Psychologin, die Frau Dr. Streubel-Gollob? Die Quintessenz des Seminars war schon das Gefühl, als hätten zwei Seelen (ach in meiner Brust) ein Tauziehen veranstaltet. Die eine schwelgt darin, wie schön es doch ist, zu rauchen, die andere trumpft mit Argumenten gegen das Rauchen auf. Alexandra Streubel-Gollob sagte mir, dass man an einen Punkt gelangen müsse, an dem man sich wünscht, dass alles anders wird. Das bedeutet Alarmstimmung. Beide Parteien rüsten also auf und machen sich bereit für die Schlacht. Ziel ist es, beide Stimmen, beide Seelen, beide Parteien zu versöhnen. Ein Bündnis zu schließen. Die Vereinbarung zu treffen, künftig an einem Strang zu ziehen. Das Ergebnis ist innerer Frieden. Kein Kampf, kein Willensverzicht, keine Willenskraft. Versöhnung. Klingt komisch, nicht? Aber ich habe es erlebt, wie es sich anfühlt, und ich rauche nicht mehr. Ohne Probleme, ohne mir Ersatzstoffe kaufen zu müssen, diese sonderbaren Glimmzigaretten oder Nikotinpflaster. Hinausgeworfenes Geld, meiner Meinung nach. Am Anfang ist es ein Rätsel, ich hatte auch ein flaues Gefühl im Magen. Heute lache ich befreit.

> **Kein Kampf, kein Willensverzicht, keine Willenskraft. Versöhnung.**

Auch wenn ich daran denke, wie ich mir diesen berühmten Bestseller gekauft hatte, gierig darin las und mir ebenso gierig nach jeder fünften Seite eine Zigarette reinzog. Meine Lust am Rauchen wuchs bei der Lektüre dieses Buches. Das war wohl nicht die Intention des Autors, dessen Buch vielen hilft, dessen Seminare vielen helfen, aber mir halt nicht.

Es fühlt sich an wie ein Sieg. Und zwar ein täglicher. Heute noch bin ich jeden Tag stolz auf mich, dass ich nicht mehr rauche. Ich gratuliere mir selbst dazu. Das darf man übrigens. Man darf und soll sich gratulieren. Man darf und soll sich wertschätzen. Man darf und soll sich loben. Und wenn jemand, egal wer, versucht, dich zur Zigarette zu überreden, obwohl sie oder er ganz genau weiß, dass du aufgehört hast zu rauchen, dann ziehe deine Konsequenzen.

Man darf und soll sich gratulieren.
Man darf und soll sich wertschätzen.
Man darf und soll sich loben.

Wenn jemand spürt, wie sehr du mit dir und deinen zahlreichen Schweinehunden ringst (es gibt mehr als einen, glaube mir!), und er will dich (wieder) ins Rauchverderben ziehen, dann handle. Wenn dir das tatsächlich passiert, dann drücke den gedanklichen und in der Folge den realen Löschknopf. Den mentalen und jenen in deinem Handy. Weg mit diesem Kontakt. Auf Nimmerwiedersehen. Da brauchst du nicht lange zu überlegen. Jene oder jener will dich geradewegs in dein Verderben jagen und ermutigt dich auch noch dazu. Weißt du, warum er das macht? Damit er von seinen eigenen Schwächen, von den Myriaden von negativen Parametern in seinem Leben ablenken kann. Aber diese Mitmenschen gibt es, und sie sind dir oft näher, als du es ahnst. Sie sind es nicht wert, deine Freunde oder Bekannten zu sein. Das gilt übrigens auch für all jene, die sich ihr Maul über dich zerreißen. Was du anziehst, wie du dich bewegst, mit wem du dich triffst, was du und ob du arbeitest, wie du deine Kinder erziehst oder auch nicht, welches Auto du fährst, was du verdienst oder auch nicht, wie groß oder wie klein deine Wohnung oder dein Haus sind, was du isst, ob du zu dick bist und vieles mehr. Leute, die über dich reden. Tratschen. Dich ausrichten. Fies, gemein, hinterhältig – hinter deinem Rücken – über dich herziehen. Und die zum Teil dann auch, wenn du ihnen direkt begegnest, freundlich, sogar devot scheinen. Vergiss sie. Lösche sie aus deinem Leben. Wenn die Ausrichtungen, die Gerüchte, das Getratsche freilich zu verletzend, allzu ehrenrührig, verleumderisch und beleidigend werden, dann ziehe die Überbringer der schlechten Nachrichten auf deine Seite – meistens gelingt das – und dann schlage zu. Die Überbringer sind meistens Mitläufer, die interessierten Zuhörer, die dann wissend, manchmal peinlich berührt nicken, wenn sie deine Geschichten hören. Ziehe sie

Handeln. Du machst etwas, damit hast du die Macht.

auf deine Seite. Verbünde dich mit ihnen. Du brauchst sie möglicherweise als Zeugen. Zerre die tatsächlichen Verursacher, die Lügner, die Verleumder, die Denunzianten und Diffamierer im Ernstfall vor Gericht, lasse ihnen von deinem Anwalt teure Briefe schreiben mit der noch freundlichen Aufforderung, das Getratsche einzustellen, weil es sonst teuer wird. Ignorieren? Nein, auf keinen Fall. Wehret den Anfängen! Frieden um jeden Preis? Warum? Nein. Handeln. Du machst etwas, damit hast du die Macht. Ich habe das in den letzten 30 Jahren zweimal mit großem Erfolg durchgezogen. Es ist sehr befriedigend, zu beobachten, wie jene ganz klein werden, die dich mit Schmutz bewerfen, die dich verteufeln, die dich herabsetzen. Es ist befriedigend, zu sehen, wie sie sich herausreden aus ihrem verleumderischen Wust. Es hat etwas Lustvolles, wenn sie sich winden wie Regenwürmer, die man aus der feuchten Erde zieht. Jenen sei gesagt: Haltet einfach die Klappe. Beschäftigt euch

Alles mit Maß und Ziel.

mit euch selbst und euren Misslichkeiten, bevor ihr anständige Leute anpatzt. Und euch Betroffenen sage ich noch einmal: Lasst es euch nicht gefallen. Handelt! Es funktioniert. Diplomatie ist hier völlig fehl am Platz.

Jetzt habe ich die letzte Zigarette fast vergessen. Oder das letzte Glas Wein oder Bier. Wobei ich Wert auf die Tatsache lege, dass, im Gegensatz zur Zigarette, die alkoholabstinente Zeit ein Ende haben wird. Alles mit Maß und Ziel – das hat schon etwas. Nein sagen zu können. Das ist ein großes und umfassendes Thema. Vielleicht denkst du jetzt, ich sei völlig durchgeknallt, wenn ich dir sage, dass das etwas Erotisches hat: zärtliche, aber bestimmte Ablehnung. Wie oft möchtest du Nein sagen, traust dich aber nicht? Aus Rücksicht, aus leicht berührter Peinlichkeit, aus einer Hemmung heraus. Nein sagen kann so befreiend sein. Nein sagen erhöht deine Lebensqualität rasant. Nein sagen ohne Begründung. Das hat für mich etwas Triumphales, etwas leicht Orgastisches. Nur muss man es durchziehen. Nein sagen. Ohne Begründung und – ganz wichtig – ohne Emotion. Davon werde ich dir später noch mehr erzählen.

Burn-out

Rasch erschöpft war ich damals, in meiner Panikattacken-Zeit, reizbar, kraftlos. Dazu kam auch ein sonderbares Phänomen: Ich war matt, träge, faul nach außen, innerlich aber war ich angespannt, unruhig und nervös. Heute weiß ich, dass das alles Vorzeichen eines beginnenden Burn-outs waren. Burn-out gehört in die Hand eines erfahrenen Arztes, eines guten Diagnostikers. Die Diagnose Burn-out sollte meiner Meinung nach aus einem ganzheitlichen Gesundheitsverständnis heraus gestellt werden. In der vollen Ausprägung umfasst Burn-out die Erschöpfung auf der körperlichen, der geistigen und auch der seelischen Ebene.

Es existieren immer noch keine zuverlässigen und konkreten Burn-out-Statistiken. Wenn man die Entwicklung der psychisch bedingten Krankenstandsraten und Berufsunfähigkeitspensionen beobachtet, dann ergibt sich ein beängstigendes Bild. Seelische Beschwerden verursachten im Jahre 2009 mehr als 2,4 Millionen Krankenstandstage in Österreich. Frauen liegen hier mit 1,5 Millionen deutlich vor den Männern. Vergleicht man dies mit Zahlen aus dem Jahr 1995, so ergibt sich für Frauen ein unglaublicher Anstieg von mehr als 155 Prozent, bei Männern von 88 Prozent. Auch die Spitalsaufenthalte, die einen psychischen Hintergrund aufweisen, stiegen seit Mitte der Neunzigerjahre um 96 Prozent an. Würden dann noch jene Krankenstands- und Spitalstage, die auf einer »Organdiagnose« beruhen und hinter denen sich als Auslöser ebenfalls ein Erschöpfungssyndrom verbirgt, hinzugerechnet, ergäbe sich ein noch viel problematischeres Bild. Auch die Erwerbsunfähigkeitspensionen, denen eine psychische Ursache zugrunde liegt, sind laut Hauptverband der österreichischen Sozialversicherungsträger seit 1995 um 116 Prozent gestiegen. Das sind alarmierende Zahlen, bedenkt man den jährlichen volkswirtschaftlichen Schaden von 7 Milliarden Euro, den psychische Erkrankun-

gen verursachen. Burn-out findet sich heute in allen Berufsgruppen, beruflichen Hierarchiestufen und in allen Lebensphasen wieder. Auch die »Schönen, Reichen und Erfolgsgewohnten« sind vor diesem komplexen Erschöpfungssyndrom nicht gefeit.[1]
»Burn-out« – es gibt so viele Definitionen, Experten, Betroffene, dass man gar nicht weiß, wo die Problematik anfängt und wo sie aufhört. Ich versuche es aus meiner Sicht zu erklären. Ja, man muss einmal »gebrannt« haben, also ein »Burn-in« oder »Burn-on« gehabt haben, um sich ausgebrannt, »burned out«, zu fühlen. Das heißt, das Feuer ist erloschen. Und dann kannst du ohne Brennstoff, ohne Streichhölzer oder Feuerzeug nichts machen. Noch etwas brauchst du dazu: Sauerstoff. Seit dem Jahre 1974 taucht der Begriff zunehmend im alltäglichen Sprachgebrauch auf. Ich glaube ja, dass nicht jede herausfordernde Lebenssituation, Stresssituation, Arbeitsüberlastung (tatsächlich oder gefühlt), egal ob privat oder beruflich, gleich ein »Burn-out« ist. Oft ist es ein länger andauernder Zustand psychischer und physischer Erschöpfung, mit dem Veränderungen im Verhalten und im Erscheinungsbild einhergehen. Burn-out wird im ICD-10, das ist die internationale Klassifikation der Erkrankungen, nicht als eigenständiges Krankheitsbild geführt. Was heißt das? Sind das alles Hypochonder, die glauben, an Burn-out erkrankt zu sein? Oder, was dramatisch wäre, wird hier oftmalig und zum Schein ein Begriff verwendet, der Termini wie Arbeitsunlust, Faulheit, Trägheit etc. relativ leicht ersetzt? Sind tatsächlich so viele Arbeitnehmer derart frustriert, dass sie nicht arbeiten wollen? Dass sie sich Krankentage nehmen, daheim bleiben und unter dem Strich ein Burn-out vortäuschen? Das mag im einen oder anderen Fall schon zutreffen, aber nicht jeder, der ein paar Tage blaumacht, ist ein Burn-out-Betroffener. Eher schon ein schlichter Tachinierer.

Burn-out sollte man differenziert betrachten. Im Ernstfall liegt eine massive gesundheitliche Beeinträchtigung vor, die, wenn sie unbehandelt, falsch behandelt oder zu lange ignoriert wird, zu zerstörenden Konsequenzen für das soziale und berufliche Leben führt. Ich habe mich mit meinen Symptomen der Angstzustände und Panikattacken zweifellos in den ersten Stadien eines Burn-outs befunden. Die volle Ausprägung erreichte ich noch nicht, also die totale Erschöpfung aller Seinsbereiche, körperlichen, geistigen oder seelischen. Was heute geradezu unwirklich erscheint, in meiner Erinnerung, sind Dinge wie etwa Einkaufen. Die Planung und die Realisierung eines scheinbar ganz normalen Einkaufs im Supermarkt erschlug mich fast. Es erdrückte, es belastete mich, es schnürte mich zu. Alleine die Vorstellung, dorthin gehen zu müssen, mich dem »Ganzen« aussetzen zu müssen, war fast unerträglich. Es war eine große körperliche Belastung in Verbindung mit einem hohen emotionalen Druck und einem geistigen Planungsaufwand. Dazu kam, dass die wenigen Vertrauten, die wussten, wie es um mich stand, oft sagten: »Na geh. Du schaust doch gut aus, gar nicht krank, das bildest du dir alles nur ein. Reiß dich zusammen!« Mit diesem »Reiß dich zusammen« konnte und kann ich überhaupt nichts anfangen. Das ist so ziemlich der schlechteste Rat oder auch gut gemeinte Hinweis, den man Betroffenen geben kann. Viele sogenannte Perfektionisten sind gestresst und damit Burn-out-gefährdet. »Ich muss alles perfekt machen«, »Es muss alles funktionieren«, »Ich darf nicht versagen« – kommt dir das bekannt vor? Nein, du musst nicht perfekt sein, es muss auch nicht alles funktionieren. Du darfst auch Fehler machen! Du darfst deine ständigen Antreiber auch durch »Erlauber« ersetzen. Du darfst auch manchmal schwach sein. Du darfst auch einmal müde sein. Andauernd solltest du es freilich nicht sein, weil sich das ziemlich bald auf deine soziale, wirtschaftliche und persönliche Situation auswirken würde. Jede und jeder möchte verständlicherweise den Stress loswerden, loslassen, loslassen können. Das »Loslassen« ist ein Begriff, der mich zeitlebens begleitet. Ganz gelingt mir das Loslassen in unterschiedlichsten Lebenssituationen noch nicht so, wie ich mir das theoretisch als ideal vorstelle. Aber alleine, dass ich mich in Wörtern und Bildern, also in meinen Gedanken, damit beschäftige, ist ein erster Schritt. Mit dem »Schwer-loslassen-Können« befinde ich mich in bester Gesell-

> **Du darfst auch Fehler machen!**

schaft. Viele von uns können es nicht oder nur schlecht. Dabei sehnen wir uns doch alle danach, uns frei zu machen, frei von Ängsten, Vorurteilen, Ärger, Stress und einem negativen Selbstbild. Eine wirkliche, eine tief greifende Veränderung kannst nur du selbst herbeiführen. Das kann dir niemand abnehmen. Ja, der Therapeut oder der Coach, auch der Psychiater in intensiveren Fällen, kann dich unterstützen, kann dich begleiten – verändern musst du es. Und vor allem musst du den Willen dazu haben, loszulassen, was nicht zu dir gehört! Diese Erkenntnis wird dir helfen, diese Erkenntnis wird dich heilen.

»Heilen« – ich mag dieses Wort, diesen Begriff, mit all seiner Dichtheit und Wirkungsfähigkeit sehr. Das war nicht immer so. Ich kannte das Wort »heilen« immer nur im medizinischen Zusammenhang. Heute kann ich damit sehr viel anfangen und es hat mir auf meinem Lebensweg sehr viel Gutes gebracht. Kurt Tepperwein, der bekannte Therapeut und Heilpraktiker, Dozent an der Akademie für geistige Wissenschaften in Liechtenstein, antwortet auf die Frage, warum wir loslassen sollen: »Nur wer frei ist von den Belastungen des Alltags, wer sich frei machen kann von den Sorgen, vom Stress und von der Hektik, wer seine Seele quasi frei gibt, kann Intuition erfahren. Intuition entwickelt sich aus dem tiefsten Inneren. Wir alle sind mit Intuition ausgestattet, die meisten von uns haben sie verschüttet. Die Intuition ist so etwas wie unsere innere Stimme.« Tepperwein hat völlig recht, unsere Intuition ist tief in unserem Inneren verankert. Finden wir sie wieder! Erfolgreiche Menschen verlassen sich häufig auf ihre Intuition – viel mehr als auf ihren Verstand.

> Wenn auch die Saite eines Instruments
> die Fähigkeit zum Tönen hat –
> sie muss berührt werden, um zu klingen.
> I-Ging

Wir finden zahllose Entschuldigungen und Rechtfertigungen vor uns selbst, um den Stress weiterhin in unserem Leben zu erhalten. Die Frage ist aber: Entscheiden wir, was wir tun sollen/müssen/dürfen, oder tun das andere? Sind wir unsere eigenen Entscheidungsträger? Sage ich meinen Liebsten, was ich tun will oder nicht? Oder gar dem Chef? Meistens nein. Es liegt an uns, ob wir uns vom Dauerstress lösen oder nicht. Es liegt an uns, ob wir uns unter Druck setzen lassen. Ich bin es, du bist es, die oder der sich schlecht fühlt, überlastet fühlt, überarbeitet fühlt, überfordert fühlt, unausgeschlafen fühlt. Ein Teufelskreis, ein schlimmes Hamsterrad, das es zu stoppen gilt! Das Burn-out-Syndrom ist im Übrigen wissenschaftlich nicht als Krankheit anerkannt, sondern gilt als ein Problem der Lebensbewältigung. Obwohl man sich nicht nur krank, sondern fallweise am Ende fühlt.

Burn-out ist ein hochaktuelles Thema, trotzdem gibt es bis heute keine einheitliche Definition. Die meisten Fachleute sind sich darüber einig, dass Burn-out ein Prozess ist, der schleichend beginnt und sich immer mehr zuspitzt. Burn-out wirkt sich auf kognitive, emotionale und energetische (körperliche) Prozesse aus. Die Symptome betreffen Gedanken, Gefühle und Gesundheit. Die kognitive, die emotionale und die energetische Ebene sind in meinem Kontext auch genau jene, mit denen ich mich in meiner Arbeit als Lebensberater und Mentalcoach beschäftige. Dabei setze ich gezielt auf die Engpässe und Probleme meiner Kunden zugeschnittene mentale Techniken ein.

Psychische Erkrankungen verursachen wie bereits erwähnt in Österreich jährlich 7 Milliarden Euro volkswirtschaftlichen Schaden. Es sind die hohen und oft zu hohen persönlichen Ansprüche in den verschiedenen Lebensbereichen, die häufig zu einem Burnout führen. Was passiert, wenn Stresshormone ausgeschüttet werden? Dann wird das Großhirn blockiert. Zwischen unserem Stammhirn und dem Großhirn entsteht eine Blockade. Dadurch kommt der Betroffene in einen Zustand des Reagierens, nicht des Agierens. Der deutsch-amerikanische klinische Psychologe und Psychoanalytiker Herbert J. Freudenberger hat zwölf Phasen im

Verlauf des Burn-out-Syndroms identifiziert und aufgelistet. Allerdings sind die Stadien in der Praxis nicht so klar voneinander abzugrenzen und vermischen beziehungsweise überlagern sich. Phasen können übersprungen werden, man kann sich auch in mehreren Stadien gleichzeitig befinden. Eine Weiterentwicklung bedeutet im Zusammenhang mit Burn-out immer eine Verschlimmerung der Symptome.

1. Phase: Der Zwang, sich zu beweisen
Dieses Stadium ist am schwierigsten zu erkennen. Der Wunsch, erfolgreich zu sein, ist an und für sich ein positiver. Bekommt dieser Wunsch jedoch zu viel an Gewicht (Verbissenheit), so wird er zum Zwang (übertriebene Erwartungen an sich selbst). Es handelt sich um den Wechsel vom Wunsch, etwas zu leisten, hin zum Zwang, sich beweisen zu müssen. Das ist eventuell der gefährliche Einstieg in ein Burn-out.

2. Phase: Verstärkter Einsatz
Dieser entsteht meist aus der Angst, die Kontrolle zu verlieren. Sorgfalt und Engagement werden zu Perfektionismus und damit zwanghaft. Daraus entsteht auch die Unfähigkeit zu delegieren. Das schlechte Gewissen, das übertriebene Verantwortungsgefühl und die vermeintliche, gefühlte Dringlichkeit, alle Aufgaben selbst erledigen zu müssen, erhöhen den Druck auf sich selbst.

3. Phase: Subtile Vernachlässigung der eigenen Bedürfnisse
Früher hatte der Betroffene noch die Arbeit im Griff, jetzt hat die Arbeit ihn voll im Griff. Kleine alltägliche Pflichten und Freuden werden als lästig und störend empfunden. Pausen werden als überflüssig erlebt, Ernährung wird nebensächlich, der Körper vernachlässigt. Die eigenen Bedürfnisse werden zurückgestellt. Die Sensibilität sich selbst gegenüber wird geringer, erste Erschöpfungsgefühle, Fehlleistungen und Vergesslichkeit treten auf.

4. Phase: Verdrängung von Konflikten und Bedürfnissen
Der Betroffene bemerkt, dass irgendetwas nicht stimmt, dass er »leiser treten« müsste, stellt aber seine Bedürfnisse immer wieder hinter die Anforderungen zurück. Heimlichkeiten und Rückzug beginnen, um zu verbergen, wie es dem Betroffenen wirklich geht. Oft ist in dieser Stufe ein beginnendes Suchtverhalten zu beobachten. Damit meint Freudenberger zum Beispiel Ersatzbefriedigungen wie Essen, Rauchen, Shopping etc. Auch körperliche Einbrüche werden in dieser Phase registriert, bis hin zur chronischen Erschöpfung.

5. Phase: Umdeuten von Werten
Es kommt zu einer emotionalen Desorientiertheit, weiters zu einem gestörten Zeitbegriff. Der Druck und die Belastung sind so hoch, dass Vergangenheit und Zukunft ausgeblendet werden müssen. Es zählt nur die Gegenwart. Dadurch geht die Einschätzungsfähigkeit verloren, ebenso die Relativität der Ereignisse. Wichtiges und Unwichtiges werden nicht mehr getrennt. Soziale Kompetenzen, zwischenmenschliche Beziehungen verlieren an Wert. Auch emotionale Werte werden in den Hintergrund gedrängt. Das »Sich-der-Situation-Stellen« kommt nicht mehr infrage. Eine zunehmende Verhärtung und ein übertriebenes Kontrollbedürfnis sind festzustellen.

6. Phase: Verstärkte Verleugnung auftretender Probleme
Die Verleugnung wird hier (unbewusst) als Schutzmechanismus eingesetzt. Die Verleugnungsspirale wird enger. Verleugnen verschleiert den Burn-out-Prozess. Zynismus, Bitterkeit, Intoleranz, die subtile Vernachlässigung der eigenen Bedürfnisse verstärken sich, der Betroffene isoliert sich zunehmend von seiner Umwelt.

7. Phase: Rückzug
Gefühle von Hoffnungslosigkeit und Orientierungslosigkeit, Desillusionierung, Verlust der emotionalen Intensität, Rückzug von sich selbst und der Welt dominieren. Rückzug wird zur Strategie,

die Isolation des Betroffenen nimmt zu. Die Anwendung »falscher Therapien« wird beobachtet (Alkohol, Medikamentenmissbrauch etc.).

8. Phase: Beobachtbare Verhaltensänderung
Es kommt zu noch mehr Rückzug – jede Zuwendung wird als Angriff gefühlt. Abschottung steht auf der Tagesordnung und die Änderung des Verhaltens ist für die gesamte Umwelt auffällig. Die Unterscheidungsfähigkeit ist gestört, was Unterstützung, Aufmerksamkeit und Nähe angeht, Ausreden und Ausflüchte dominieren.

9. Phase: Depersonalisation
Der Verlust des Gefühls für die eigene Persönlichkeit wird registriert. Damit geht auch der letzte Rest des Erkennens der eigenen Bedürfnisse verloren. Das wiederum führt zu einer tiefen Selbstverneinung, die sich auf die eigene Person und den eigenen Körper bezieht. Die Entfremdung erreicht die Grundfesten der Persönlichkeit. Absoluter Kontaktverlust, Erleben eines lediglich mechanischen »Funktionierens« und das Nichtwahrnehmen von fremden Bedürfnissen treten auf.

10. Phase: Innere Leere
Häufig entstehen hier schwere Phobien und Panikattacken. Das Gefühl der inneren Leere ist kaum zu ertragen. Die Betroffenen fühlen sich ausgehöhlt, nutzlos, ausgezehrt, erledigt. Es gibt immer noch den schwachen Wunsch, irgendwie aufzutanken, oft wird dafür zu Drogen und Aufputschmitteln gegriffen, und der suchtartige Zwang nach Ersatzbefriedigungen gehört zum täglichen Leben.

11. Phase: Depression
Nun ist dem Menschen einfach alles egal. Das Leben wird SINNlos. Oft sind die einzigen wahrnehmbaren Gefühle Verzweiflung und Erschöpfung. Motivation und Initiative sind am Nullpunkt angelangt. Ein sehr starkes Symptom ist hier der Wunsch nach Dauerschlaf. Auch erste Suizidgedanken entstehen.

12. Phase: Völlige Burn-out-Erschöpfung

Der Endpunkt der Erkrankung ist erreicht. Die emotionale, geistige und körperliche Erschöpfung wird in dieser zwölften Phase lebensgefährlich. Das »Ich« gibt es nicht mehr, selbst die ursprünglichen Zwänge haben sich aufgelöst. Auch der »Sinn, weiterzuleben«, wird nicht mehr erkannt. Es kommt zum Zusammenbruch des Immunsystems, es kommt zu einem psychischen, physischen und mentalen Zusammenbruch. Jetzt handelt es sich um einen absoluten NOTFALL, eine lebensbedrohliche Krise.[2]

Burn-out und ich

In welcher Phase eines Burn-outs ich mich befand, das wollte ich damals gar nicht konkret herausfinden. »Burn-out« klang so fremd, so ungewohnt, ich fühlte mich stigmatisiert und kam auch ohne genaue Definition über die Runden. Heute würde ich das anders machen. Heute würde ich mich von Experten durchleuchten lassen, um ganz genau zu wissen, 1) was habe ich?, woran leide ich?, 2) in welchem Stadium befinde ich mich? und 3) wie komme ich aus dem Ganzen wieder heraus? Es gibt Unmengen von Fachleuten im In- und Ausland und es gibt noch mehr Nichtexperten, die aber glauben, Experten zu sein. Jene Betroffenen, die mitten in einem Burn-out stecken und sich in den letzten Phasen nach Freudenberger befinden, gehören nach Expertenmeinung in eine Psychotherapie oder zum Psychiater. Da reicht die Begleitung durch den Mentalcoach nicht aus. Das gilt es, genau und verantwortungsvoll zu trennen. Burn-out-Patienten sind oft nicht mehr in der Lage, Termine wahrzunehmen oder an einem Tag zwei, drei Termine zu »erledigen«. Oft sind die Betroffenen sehr ungeduldig mit sich selbst, dass es so lange dauert, bis sie wieder »gesund« sind. Meine Kollegin Gabriele (Gaby) Kofler, Mentalcoach in Bregenz, erzählt, dass viele Betroffene berichteten, sie würden sich schämen für eine Krankheitsbeschreibung, bei der sie sichtbar für das Umfeld nicht krank seien. Sie erzählte mir von einem Burn-out-Betroffenen, der ihr anvertraute, er habe beim Verabschieden eines Freundes extra gehumpelt, um ja krank auszusehen. Häufig berichten Betroffene auch von Konzentrationsstörungen und erleben sich als überhaupt nicht mehr belastbar, was sie wiederum sehr deprimiert.

Der Gedanke, sich eine Auszeit zu gönnen, war unerträglich für mich. Unvorstellbar. Eine psychische Rehabilitation kam auch nicht infrage, diese Entscheidung war schnell gefällt. Was mir auffiel in der Zeit der massiven und häufigen Panikattacken und

Angstzustände, war die Tatsache, dass ich soziale Kontakte abreißen ließ. Ich meldete mich einfach nicht mehr und da kam schon das zutage, was ich innerlich spürte. Aber was sollte ich mit Bekannten und Freunden auch schon groß reden, etwa über meine Attacken, darüber, wie schlecht es mir ging? Das wollten die vermutlich nicht regelmäßig hören und das verstand ich vollauf. Kontaktpflege war auch mühsam, da mir Menschenansammlungen immer bedrohlicher vorkamen. Es war schrecklich für mich, in einem Raum mit mehreren Menschen zu sein. Gewesen zu sein, muss ich richtigerweise schreiben. Heute mag ich das ja ganz gern, wenn ich mir die Menschen aussuchen darf … Die Pflege sozialer Kontakte ist ein Punkt, den ich manchmal zu wenig beachtet und vor allem nicht immer ernst genommen habe. Und da meine ich nicht nur Nachbarn, Bekannte, Freunde, sondern auch den engeren Familienkreis. Erwiesenes und erforschtes Faktum ist, dass zwischenmenschliche Beziehungen auf jeder Ebene vor dem »Ausbrennen« schützen. Das hört man, das liest man, das weiß man zwar, aber bei immer mehr Menschen kommt es durch die berüchtigte Stressspirale zum »leisen Einschlafen« der sozialen Kontakte und Beziehungen. Beobachte dich einmal selbst: Wenn du gut drauf bist, dynamisch, optimistisch, voll Tatendrang usw., dann sucht und findet man Kontakte. Wenn du freilich müde, träge, beengt, unzufrieden, schlecht drauf, deprimiert usw. bist, dann geht man Freunden, Bekannten und Verwandten eher aus dem Weg. Kontakt braucht nicht nur Zeit, sondern auch Kraft. Er geht verloren, wenn man dauernd »gestresst« und überfordert ist. Aber das hat nachhaltigere Folgen, als man glauben möchte. Eine langsame, anfangs kaum wahrnehmbare Vereinsamung tritt ein. Und dann traust du dich im Fall der Fälle, wenn doch einige Zeit, vielleicht sogar eine längere verstrichen ist, nicht mehr anzurufen oder zu schreiben. Im Fall deiner Not. In jener Zeit, in der du Zuspruch, Unterstützung, seelischen Beistand bitter notwendig hättest. Darum rate ich dir freundschaftlich: Pflege deine Kontakte. Pflege sie und hege sie, die wenigen wahren Freunde, die du hast. Das können fallweise auch jene sein, die nicht in deinem

»Freundschafts-Scheinwerferlicht« stehen und immer wieder und vor allem coram publico betonen, was sie doch für beste Freunde seien. Sei wachsam! Es können auch wenige sein, die ein Schattendasein führen in deiner sozialen Werteliste – erkenne sie!

Kontakte müssen sorgfältig gepflegt werden, vor allem in Zeiten, in denen man sie scheinbar nicht braucht. Was mir in der Akutphase sehr geholfen hat, war Ordnung zu schaffen. Ordnung in jedem Lebensbereich. Und in jeder Lebensrolle. Das fing beim Schreibtisch an. Ich war ja nicht unbedingt ein schlampiger Mensch – dachte ich. Ich hatte einen Putzfimmel von wem auch immer geerbt, nicht selten raste ich um sieben Uhr früh mit dem Staubsauger durch die Wohnung. Allerdings nur zu Zeiten, in denen ich alleine lebte. Warum ich das tat, das weiß ich bis heute nicht. Auf jeden Fall hat mir das meine Frau relativ schnell abgewöhnt. Gott sei Dank. Ich hatte zwar einen Putzfimmel, war aber schlampig und ich war ein Sammler. Ich hortete beispielsweise Kleidungsstücke, die ich jahrelang nicht angezogen hatte.

> **Pflege deine Kontakte. Pflege sie und hege sie, die wenigen wahren Freunde, die du hast.**

Grauenvolle Sakkos, die nie wieder modern werden würden, Hemden, die an Geschmacklosigkeit nicht zu überbieten waren und auch nur ein einziges Mal im Urlaub getragen wurden, Hosen, die mir schon längst nicht mehr passten, weder farblich noch figurlich. Ja nichts wegwerfen, das wäre ja schade! Das habe ich mir total abgewöhnt. Und das hat mich befreit. Kistenweise habe ich aussortiert und in den Humana-Container gegeben oder weggeworfen. Frag niemals deine Verwandten oder Freunde, ob sie denn nicht das oder jenes brauchen könnten. Da entsteht noch mehr Druck und Stress. Du musst hinfahren, zeigen, alles wird nicht genommen, weil es nicht gefällt usw. Weg damit, ohne Wenn und Aber. Überflüssiges Geschirr, das sich in Kellerabteilen oder Garagen türmt, Decken, Bettwäsche, Tassen, Gläser … weg damit. Es befreit dich in einem Maß, das zu erleben wunderbar ist. Platz schaffen. Auch in der Wohnung habe ich Überflüssiges aussortiert.

Kennst du das, die Vasen, die überall unnötig herumstehen, sogar Teller und Schüsseln werden an die Wand genagelt, wenn sie aus schöner (Urlaubs-)Keramik bestehen, ein Häkeldeckchen der Oma hier, ein Untersetzerl da – weg damit. Und in jeder Ecke muss ein Bild hängen. Wozu? Auch leere Wände haben etwas Schönes, etwas Puristisches. Etwas Nichtbelastendes! Befrei dich von unnötigem Ballast. Dafür brauchst du einen Plan und Zeit. Teile es dir ein. Nimm dir vor, wann du etwas machen willst. Mache es nicht zwischen Tür und Angel und nur, weil es dir gerade einfällt.

Panik Teil 3

Nächster Tag. ORF. *Zeit im Bild*. Ich bin wichtig. Hoffentlich merkt keiner, was mit mir los ist. Das wäre was. Was eigentlich? Diese Frage habe ich mir nie beantwortet. War es die Angst, einfach umzufallen, das Bewusstsein zu verlieren? Hätte ich mich geniert zu versagen? Ist das Versagen, wenn man umfällt? Tatsächlich? Ich habe mir nicht erlaubt, zumindest nach außen schwach zu sein. Verletzlich, sensibel. Der Skilehrertyp aus den Alpen. Der Pirchner! Der mit den geschleckten Gelhaaren. *Zeit im Bild*. Und wieder waren sie da, die Gefühle, der leichte Schwindel, der erhöhte Puls, der Schweißfilm auf der Stirn. Die leichte Blässe, die Augenringe, die trüben Augen. Noch zehn Minuten. Das geht schon. Nach der Sendung fühlte ich mich schwach, energielos, ohne Luft. Keine Power. Ich fuhr nur fünf Minuten nach Hause. Auch zu Hause fühlte ich mich nicht wohl. Für meine damalige Freundin war es sicher nicht leicht. Die wollte immer ausgehen, das Leben genießen. Das fehlte mir gerade noch. Ausgehen? Na bravo. Einmal ging ich mit ihr und Freunden »aus«. Um die Ecke in ein Weinhaus. Für eine halbe Stunde, dann hielt ich es nicht mehr aus. Entsetzlich. Diese Menschen, das Gläserklirren, der Rauch, die geifernden, grinsenden Fratzen. Ich spürte mich nicht mehr, hatte das Gefühl, dass alles um mich herum langsam kreise, dass die Gäste ausschließlich mich anschauten und sich dann über mich lustig machten. Warum taten sie das? Von hinten schlägt mir einer eine Spur zu brutal auf die Schulter: »Servas Oida! Guat schaust aber ned aus. Bist vü unterwegs … hahahaha.« Nein, gut schaute ich tatsächlich nicht aus. Diese Kreislaufattacken – damals nannte ich sie Kreislaufattacken – kosteten mich viel Kraft. Machten mich leer. Wie eine Batterie, die immer weniger Saft hatte. So, ab nach Hause. In den Fernseher starrte ich dann nur deshalb, weil ich nicht zu früh schlafen gehen wollte. Weil ich Angst hatte, die

Zustände in der Nacht wieder zu bekommen. Wenn ich einmal Mitternacht »geschafft« hatte, dann dauerte es nicht mehr lange bis zum Morgen. Die Ausflüge zu mitternächtlicher Stunde ins Wiener AKH häuften sich. Ich erinnere mich nicht mehr ganz genau, aber so alle drei, vier Wochen wird's schon gewesen sein. Die alte und wiederkehrende Leier: »Bitte Blutdruck messen. Bitte ein EKG machen. Ich bin krank. Ich fühle mich elendiglich.« Verbunden natürlich immer wieder mit den Fragen: Was ist los mit mir? Was habe ich? Warum geht's mir so beschissen? Und wieder wurde gemessen, diagnostiziert und wieder wurde mir gesagt: »Sie haben nichts. Es geht Ihnen gut. Blut ist ok. EKG ist sehr ok. Gehen Sie nach Hause und rasten Sie sich aus.« Ausrasten? Na, was sollte ich denn sonst mitten in der Nacht zu Hause tun? Die Tage vergingen, auch die unangenehmen Nächte vergingen, ein langweiliger, mühsamer Trott entwickelte sich. Im Nachhinein war es kein Leben. Keine Lebensfreude. Keine Motivation. Es war ein Dahinvegetieren, währenddessen ich mir immer wieder die Frage stellte: Wann kommt ES wieder? Und je mehr ich daran dachte, desto eher kamen die Zustände wieder. Das Herzrasen, die Übelkeit, die Beengtheit. Die Beklemmungen. Die Todesangst. Ich begann damals schon unbewusst mit einer Selbstanalyse, indem ich mir Fragen stellte wie: Was blockiert mich? Warum fürchte ich mich so sehr vor diesen Zuständen? Was ist das bloß? Es war zum Aus-der-Haut-Fahren. Ich war eingesperrt in meiner Hülle und hatte oft dieses nach Freiheit schreiende Gefühl. »Aus der Haut fahren« – ja, auch viele Jahre später kann ich den Wunsch nach diesem Zustand gedanklich gut aufrufen und mich daran erinnern.

Die Diagnose

Dann kam jener ominöse Abend, der in meinem Leben sehr viel verändern sollte. Ein Abend mit Freunden in einer Pizzeria im 5. Bezirk. Einer meiner ganz seltenen »öffentlichen« Ausflüge mit anderen Menschen rund um mich, die Sicherheit der eigenen vier Wände aufgebend. Ich fühlte mich den Umständen entsprechend wohl, genoss meine Pizza und trank sogar zwei, drei Achterln Barolo. Plötzlich, aus heiterem Himmel, waren sie wieder da. Diese Gefühle, diese Zustände. Mir war übel. Ich schwitzte und musste ganz schnell hinausgehen. Ich lehnte mich an die Hausmauer, immer darauf achtend, dass mich in diesem Zustand ja keiner sieht. Anstrengend, lästig, beklemmend, unheimlich. Einen meiner Begleiter bat ich, mit mir ins nahe gelegene AKH zu fahren – wohin denn auch sonst? Notaufnahme. Einchecken. Wunsch nach Blutabnahme und EKG. Ein junger Arzt kommt auf mich zu, eine Mappe unterm Arm. »Grüß Sie, Herr Dr. Pirchner – was kann ich für Sie tun?« – »Bitte nehmen Sie mir Blut ab, bitte machen Sie ein EKG. Mir geht's ganz schlecht. Und Doktor bin ich auch keiner. Nie gewesen.« Er sagte freundlich: »Heute nehmen wir kein Blut ab und heute machen wir auch kein EKG. Sie waren in den letzten Wochen fünf Mal hier, immer so um Mitternacht, ich habe mir Ihren Akt ausheben lassen.« Ich hatte also schon einen »Akt«. Ich schaltete auf stur und sagte: »Ich möchte, dass man ein Blutbild macht und ich verlange ein EKG!« Der Arzt war ganz ruhig und meinte freundlich: »Kommen Sie mit mir, ich möchte Ihnen etwas zeigen.« Ich folgte ihm in eine Art Büro, setzte mich auf seine Aufforderung hin und lehnte die angebotene Zigarette brüsk ab, mit dem Hinweis, dass es mir dann noch schlechter gehe. Er sagte, dass er uns einen Kaffee holen würde, schwach lehnte ich auch das ab. Einen Kaffee? Jetzt um Mitternacht? Bei dem tickt es wohl nicht ganz richtig. Er schiebt mir ein großes Buch hin, aufgeschlagen war eine Doppelseite. »Lesen Sie sich das durch, ich komme gleich wieder!« Und weg war er. Ich starre auf die Doppelseite und lese die Überschrift »Angstzustände und Panikattacken«. Panikattacken, was ist denn das für ein Wort? Ich lese den Text, erkenne mich in jeder Zeile wieder und denke mir, was soll das? Warum gibt mir der Typ dieses Buch zum Lesen? Ich will behandelt werden, nicht irgendwelche medizinischen Schmöker durchackern. Der junge Arzt kommt wieder, einen Kaffee in der linken Hand, einen in der rechten. »Na, haben Sie gelesen?« – »Ja, sag ich, das habe ich alles, was da steht. Genau so sind meine Zustände. Die Übelkeit, der Kreislauf, das Herzrasen, die Enge, das Beklemmungsgefühl, der Puls, der Schweiß usw.« – »Es hat schon einen Grund oder mehrere Gründe, dass ich Sie das lesen lasse.« – »Was heißt das jetzt? Habe ich einen … einen Huscher?« – »Ja, das könnte man umgangssprachlich schon so formulieren. Wir haben übrigens zu Ihrer Beruhigung alle einen ›Huscher‹. Sie sind verrückt.« – »Was? Verrückt?« – »Ja, verrückt. Im Sinne von ver-rückt.« Und schiebt eine Zigarettenschachtel auf dem Tisch von A nach B. »Ver-rückt. Ein bisschen aus dem Lot. Aus der Mitte. Aus Ihrer gewohnten Mitte.«

Ich war also verrückt. Na bravo. Ich sah sie schon in einem spontanen Anfall von Selbstüberschätzung, die Schlagzeilen: »Fernsehmoderator verrückt. Psycho entlassen.« Der Arzt meinte: »Das haben viele Menschen. Geschätzte 25 bis 30 Prozent aller Mitmenschen leiden an Angstzuständen und Panikattacken. Sie sind nicht allein!« Das war ein toller Trost. Neugierig geworden fragte ich: »Was? An die 30 Prozent? Was machen die dagegen?« – »Viele tun nichts«, sagte er. »Viele Betroffene, die wissen, was sie haben, unternehmen nichts. Sie genieren sich, weil sie Angst haben, dass man auf ihre Ängste draufkommt.« Das verstand ich nicht ganz, aber das machte nichts. »Sie sollten etwas unternehmen. Suchen Sie sich professionelle Hilfe!« Was meinte er damit? Professionelle Hilfe? Einen Psychiater gar? Psychotherapie? Nein, bitte nicht. Nicht ich. Psychotherapie? Unvorstellbar. Der Doktor drückte mir eine Liste mit Adressen und Instituten in die Hand, gab mir ein leichtes Beruhigungsmittel mit und sagte, falls ich irgendetwas brauchen würde, könne ich mich jederzeit an ihn wenden.

Mittlerweile waren meine Zustände wie weggefegt, ich fühlte mich gut, so gut wie schon seit Langem nicht mehr, was an und für sich sonderbar war. Der Typ eröffnete mir, dass ich verrückt sei, und mir ging es besser. Heute weiß ich, warum. Ich wusste endlich, was mir fehlte beziehungsweise woran ich litt. Angstzustände und Panikattacken. Das fühlte sich grausam, komisch und auch irgendwie verzweifelt lustig an. Zum Lachen war mir nicht. Hey Psycho, ab nach Hause. »Leiden«, das war der passende Ausdruck und die richtige Bezeichnung für meine Gefühle, für mein Denken, für mein Leben. Leben? Eher Vegetieren. In der Arbeit fühlte ich mich wohl. Sinnigerweise vor der Kamera, da war ich aus meiner Sicht anonym, hatte keinen direkten Kontakt mit meinen ZuseherInnen. Und Kontakt hatte ich nur mit ganz wenigen Vertrauten. Meine Eltern machten sich vermutlich Selbstvorwürfe, warum ausgerechnet ich, ihr geliebter Sohn, Panikattacken hatte. Vermutlich formulierten sie es anders. Warum ich verrückt sei.

> Keiner ist so verrückt,
> dass er nicht noch einen Verrückteren findet,
> der ihn versteht.
> Friedrich Nietzsche

Panikstörung

Eine Panikstörung setzt sich aus mehreren und wiederholten Panikattacken zusammen. Die Wissenschaft, die Medizin hat unzählige Untersuchungen dazu veröffentlicht, auch im Internet findet man massenweise Informationen zum Thema. Ich denke, es ist wichtig, zu wissen, dass die Anfälle meistens spontan auftreten, nicht vorhersehbar sind und auch in keinem wie immer gearteten kausalen Zusammenhang mit einer Situation oder einem Objekt stehen. Panikattacken haben meiner Erfahrung nach auch nichts mit besonderen Anstrengungen oder auch bedrohlichen Situationen zu tun. Die bekannte Psychiaterin und Neurologin Univ.-Prof. Karin Gutiérrez-Lobos, sie ist auch Vizerektorin der Medizinischen Universität Wien, spricht bei Angst und Furcht von einer überlebensnotwendigen Warn- und Schutzfunktion. Anders ist es bei Angststörungen. In diesem Fall ist die Angst dysfunktional, da sie durch Situationen oder Objekte, die keine objektive Bedrohung darstellen, ausgelöst wird. Angst manifestiert sich einerseits auf einer subjektiven Ebene in Form bestimmter Wahrnehmungen (zum Beispiel Gefahr, Katastrophe, Beschämung), auf einer motorischen Ebene in Form definierter Verhaltensweisen (zum Beispiel Fliehen, Vermeiden, Erstarren, Kämpfen) und auf einer physiologischen Ebene in Form körperlicher Reaktionen (zum Beispiel Stresshormonantwort). Die pathologische Angst hat laut Gutiérrez-Lobos verschiedene Kennzeichen: Sie ist unverhältnismäßig, es besteht kein oder ein zu geringer Anlass (zum Beispiel Anblick einer Spinne); dann kann sie »unvernünftig« sein – der Betroffene sieht Angst als widersinnig an (verbunden mit dem Wissen, dass die Angst unbegründet ist und dass andere diese Angst nicht haben); das dritte Kennzeichen ist das »Vermeidungsverhalten«, das heißt, dass der Angst machende Stimulus vermieden oder nur unter starkem Leid ertragen wird (Patient fährt zum Beispiel nicht mehr mit der U-Bahn, fliegt nicht mehr); viertens geht es um die eingeschränkte Lebensqualität, also die klare Behinderung bei der Bewältigung des Alltags.

Bei mir dauerten die Angstattacken in der Regel zwischen fünf Minuten und fallweise bis zu einer halben Stunde. Da war es dann schon unerträglich … mit ausgeprägten vegetativen und psychischen Symptomen. Also vegetativ im Sinne von Schwindel, Beklommenheit, Druck- und Engegefühl im Brustbereich, Beklommenheit, Beklemmung, Schwitzen und Atemnot, psychisch im Sinne von Entfremdungsgefühlen (Depersonalisation) mit der Angst durchzudrehen (verrückt zu werden), inneren Druckzuständen mit der Angst vor Kontrollverlust. Mir fiel auf, dass sich im Verlauf der Panikstörung so etwas wie eine Erwartungsangst, also eine Angst vor der Angst, entwickelt hat. Besonders lästig war für mich die Unvorhersehbarkeit der Attacken. Das heißt: Wenn ich mich sicher gefühlt habe, »sicher« im Sinne von »es wird schon nichts passieren«, dann war es relativ sicher wieder so weit. Der viel zitierte »Blitz aus heiterem Himmel«. Ich habe meine körperlichen Symptome immer als höchste Gefahr für mich wahrgenommen. Dass das falsch war, ist mir heute klar, aber damals … Natürlich habe ich mich meinen eigenen Symptomen verstärkt und in höchstem Maße zugewandt. Ich habe ihnen, wie ich im Nachhinein weiß, eine viel zu große Bedeutung gegeben. Aber auch in zahlreichen Gesprächen mit Betroffenen habe ich dieses Phänomen registriert. Es kommt zu einer erhöhten Zuwendung zum eigenen Körper. Bei mir kam es auch zu einer absoluten Aufschaukelung von Empfindungen hin zu einer tatsächlichen Panikattacke. Je mehr ich mich hineinsteigerte, desto größer war die Chance (pardon: Gefahr), eine Attacke zu bekommen. Ein Teufelskreis.

Wie wichtig es ist, körperliche Symptome abzuklären, liegt auf der Hand. Experten sprechen von der Erforderlichkeit einer sorgfältigen somatischen Abklärung. Denn auch körperliche Erkrankungen, wie zum Beispiel Schilddrüsenerkrankungen, hormonelle und Stoffwechselstörungen, Tumorerkrankungen, Asthma oder Epilepsien, können Angstsymptome verursachen. Ebenso können bei psychischen Erkrankungen wie Schizophrenie oder Abhängigkeiten Ängste auftreten, die von den Angststörungen im engeren Sinn abzugrenzen sind. Bestimmte Substanzen wie zum Beispiel Sympathomimetika oder Alkohol können unter Umständen schwere Angstsymptome auslösen. Sympathomimetika sind Medikamente, die, ihrem Namen entsprechend, stimulierend auf den Sympathikus, einen Anteil des vegetativen Nervensystems, wirken. Es kommt zu einer Erhöhung des Blutdruckes und der Herzfrequenz, einer Erweiterung der Atemwege, einer allgemeinen Leistungssteigerung sowie einem erhöhten Energieverbrauch. Weitere Folgen sind Euphorie und eine Hemmung des Hungerzentrums im Zwischenhirn, wodurch eine Verminderung des Appetits eintritt. Karin Gutiérrez-Lobos sagt, dass die Abklärung physischer Symptome zur Sicherung der Diagnose sehr wichtig ist. Werden keine organischen Ursachen gefunden und treten die Panikattacken in der Folge öfter auf, sollte ein Psychiater konsultiert werden. Man könne, so die Expertin, aber auch selbst versuchen, die Situation zu analysieren und neu zu bewerten. Herzrasen bei Angststörung kann keine Todesfolge haben, man kann nicht umfallen, nicht ersticken, nicht verrückt werden. Leidensgenossen berichteten mir, dass sie vor allem während des Angstanfalls, während der Panikattacke, davon überzeugt waren, dass sie gesundheitlich bedroht seien. Nur in dieser Zeitspanne.

Auch mir ist es so gegangen. Ich entwickelte in diesen Phasen eine noch größere hypochondrische Voreingenommenheit, als ich sie ohnehin schon hatte. Meine Lebensqualität war schwer beeinträchtigt. Die ständige Konzentration auf den eigenen Körper, auf das In-sich-Hineinhorchen und Fragen »Wann kommt denn die nächste Attacke?«, das war im höchsten Maße anstrengend und belastend. Ja, es war eine Last. Und durch diese permanente Anstrengung, diese Anspannung, dieses verkrampfte Warten auf den nächsten Anfall forderte ich die nächste Attacke geradezu heraus. Das ist mir heute klar, heute passiert es mir auch nicht mehr. Ich habe fallweise noch immer kleine Tendenzen zu Panikattacken, aber ich kann optimal damit umgehen. Ich bleibe ruhig und gelassen, bin dankbar dafür, dass mir meine Psyche und damit auch mein Körper Signale geben. Übersetzt könnte es heißen: »Du hast es schon wieder ein wenig übertrieben. Ich warne dich! Geh behutsamer mit dir um! Behandle dich besser!« Immer dann, wenn mir das klar wird und ist, schalte ich zurück, setze bewusst meine Grenzen und lasse mich nicht mehr von außen steuern. Ich funktioniere dann nicht mehr ganz so, wie das die anderen gerne wollen. Ich besinne mich auf mein Selbst. Dann geht es wieder. Heute treten die Panikattacken sanft auf und auch nur zwei- bis dreimal im Jahr. Also keine Panik mehr!

Experten gaben mir damals unter anderem den Tipp, die Angst, die Panik, die Attacke zuzulassen. Das klang damals sehr gewagt, aber es war ein Schlüssel zum »Erfolg«. Zulassen, akzeptieren, registrieren, nicht wehren. Also so ungefähr: Schau der Angst ins Gesicht, lass die Panikattacke zu, kämpfe nicht dagegen an und bleib vor allem im sogenannten Hier und Jetzt! Meine Therapeutin meinte einmal, die Ursache für die Angstattacke liegt nicht in der Vergangenheit, sondern in der Zukunft. Das Problem hat in der Vergangenheit begonnen. In der Zukunft stellst du dir die Gefahr durch eine neuerliche Attacke vor und sie wird vermutlich kommen. Was mir geholfen hat – ich habe es übrigens heute noch –, war das Führen eines Tagebuchs. Ich notierte da nicht alle meine Befindlichkeiten, sondern gab mir vor allem Noten. Wie in der Schule. In der Früh, zu Mittag und am Abend. Noten als Beantwortung auf die Frage: Wie geht es dir heute? Wenn ich das heute lese, und ich habe ein Tagebuch, während ich diese Zeilen schreibe, neben mir, dann kommen wieder sonderbare, leicht beklemmende Gefühle auf. F für Früh: Nicht genügend, also 5, M für Mittag: Genügend – entspricht 4, A für Abend: wieder Nicht genügend – 5. Das waren Zeiten ... Meine Lebensqualität war auf ein Minimum beschränkt. Lebensqualität. Ich kannte das Wort damals noch nicht in der wuchtigen Bedeutung, die es heute für mich hat. Leben, Qualität. Die Erweiterung mei-

> **Zulassen, akzeptieren, registrieren, nicht wehren.**

nes Wortschatzes war gut für mich. War gut für meine Lebensart und war und ist gut für meine Lebensqualität. Hätte ich damals schon geahnt, wie sehr mir professionelle Hilfe das Leiden erleichtern würde, ja dann … Aber im Nachhinein ist man ja immer gescheiter. Die Therapie half mir, meine Probleme zu bewältigen und zu verarbeiten, und ermöglichte es mir, über den eigenen Tellerrand hinauszuschauen, neue Blickwinkel und Sichtweisen anzunehmen. Strukturiert, überlegt, geplant agieren, das half mir. Nur leider vergesse ich das allzu oft. Immer dann, wenn es mir scheinbar oder tatsächlich besonders gut geht. Kennst du das? Wenn sich eine leichte Überheblichkeit einschleicht und man dann wieder in die alten, keinen Nutzen bringenden Muster zurückfällt. Muster. Anlagen. Talente. Vererbtes. Angezüchtetes. Wenn du ein Rückenleiden hast, wenn dich die Bandscheiben oder verschobene Wirbel zwicken und plagen, wenn dir die Hexe einschießt – dann gehst du zum Orthopäden, zum Physiotherapeuten, zur Massage, du machst Übungen, um dein Leiden zu lindern. Wehe, es tut dir nichts mehr weh, was dann? Du machst nichts mehr. Denn du vergisst, wie es dir ergangen ist. Das ist auch ein kleiner Teufelskreis. Das Vergessen. Während ich diese Zeilen schreibe, keimt ein schlechtes Gewissen in mir auf. Geht es mir zu gut? Vielleicht. Gut, dass ich das Buch schreibe, dann denke ich wieder mehr über meine Lebensweise nach.

Über Wochen und Monate beurteilte ich meinen Zustand mit Nicht genügend, Genügend und äußerst selten war auch ein Befriedigend dabei. Und immer war da das quälende Warten und die Furcht vor der nächsten Attacke. Die unfairerweise immer ganz unerwartet und unangekündigt kam. Wie der Blitz aus heiterem Himmel war sie da. Wichtig ist, sich zu verinnerlichen, zu wissen, dass Panikattacken nicht gefährlich sind. Sie sind unangenehm. Aber nicht gefährlich. Was habe ich mich in völlig irre und surreale Fantasien hineingesteigert, Schreckensszenarien, Katastrophenkonstrukte schaffend, immer verbunden mit Fragen an mich: Wie geht

| Was sind Gedanken? Wörter und Bilder im Kopf.

das weiter? Wie lange dauert das noch? Warum ich? Solltest du in einer ähnlichen Lage sein wie ich damals, dann lass das. Ja, lass es einfach. Stell dir derartige Fragen nicht. Das geht sehr wohl. Du kannst dir Gedanken verbieten, indem du laut und deutlich sagst: »Ich verbiete mir diesen Gedanken. Jetzt!« Was sind Gedanken? Wörter und Bilder im Kopf. Sag es, laut und deutlich. Es wird freilich nicht funktionieren, wenn du es ein einziges Mal in deiner Verzweiflung herauspresst oder leise flüsterst. In der Wiederholung liegt die Wirkung. Das kann man trainieren. Wenn du dir jeden Tag, seit Wochen, seit Monaten, seit Jahren etwas »ein-«redest, dann wird es tatsächlich passieren oder es ist schon eingetreten. Ich kenne Menschen in meinem Umfeld, von denen höre ich regelmäßig: »Mein Gott bin ich eine Flasche« oder »Ich bin ein Versager«, »Was bin ich nur für ein Trottel«, »Ich bin ja hier nur die Dienstmagd«. Immer und immer wieder. Jeden Tag, jede Woche, jeden Monat, jedes Jahr. Weißt du, was passiert? Diese Gedanken werden sich manifestieren. Und diejenigen, die sich gebetsmühlenartig ihre vermeintlichen Schwächen und negativen Eigenschaften »ein-« reden, die haben diese dann auch. Ja, sie werden zu Trotteln, sie werden zur Dienstmagd, sie werden Versager usw. Die Macht der Worte. Wie viel Blödsinn geben wir täglich gedankenlos von uns? »Gedanken-los«. Überleg einmal!

> Achte auf deine Gedanken, denn sie werden deine Worte.
> Achte auf deine Worte, denn sie werden deine Taten.
> Achte auf deine Taten, denn sie werden dein Charakter.
> Achte auf deinen Charakter, denn er wird dein Schicksal.
>
> **Talmud**

Ich werde oft gefragt, inwiefern sich mein Leben seit damals geändert hat. Dann blicke ich zurück und rufe mir meine Gedanken und Gefühle von damals wieder in Erinnerung. Wissend, dass Erinnerungsvermögen, Fantasie und Kreativität der Gedanken nahe beieinander liegen. Dass man gerne, unabsichtlich, Geschichten dazu »erfindet« oder -findet, je nachdem … Ich versuche authentisch und wahrheitsgetreu die Erinnerung zu strapazieren. Ja, es ist tatsächlich eine Strapaze, wenn ich mich derart intensiv zurückerinnere und in den damaligen Zeiten wiederfinde. Ja, mein Leben hat sich geändert. Schlagartig. Von einer Stunde auf die andere, und diese Veränderung dauert bis heute an. Wobei ich im Nachhinein froh, ja sogar glücklich bin, dass mir »das« passiert ist. Es gibt meiner Meinung nach keine Zufälle im Leben. Es sind mir die Angstzustände und Panikattacken nicht »zugefallen«. Sie waren die Folge verschiedener Verkettungen, einer offensichtlich falschen physischen und psychischen Lebensführung. Die Rechnung sozusagen. Das Leben hat sich geändert. Weil die Attacken, wie beschrieben, plötzlich, unvorhergesehen und in äußerst entspannten Situationen gekommen sind. Weil ich, wenn die Attacken besonders massiv waren und das Druckgefühl im Brustbereich besonders stark war, Todesangst hatte. Ich hatte Angst, sterben zu müssen. Heute sehe ich das nicht mehr ganz so dramatisch. Wir alle müssen sterben, nur den Zeitpunkt wissen wir nicht. Es fühlte sich an wie ein beginnender Herzinfarkt (ich wusste damals nicht und weiß es bis heute nicht, wie sich ein Herzinfarkt anfühlt). Aber auch die zahlreichen Untersuchungen, deren Ergebnisse mir bescheinigten, »gesund« zu sein, im schulmedizinischen Sinn, konnten mich nicht nachhaltig beruhigen. An dieser Stelle eine wichtige Information: Einzelne Panikattacken stellen noch keine Erkrankung dar, die meisten Menschen können sie gelegentlich haben. Erst wenn mehrere schwere Panikattacken pro Monat auftreten und die Erwartungsangst hinzukommt, spricht man von Erkrankung.

Gehirnchemie

Was passiert bei einer Panikattacke im Gehirn? Wenn Wahrnehmungen mit Panik, also Gefahr verknüpft sind, dann lösen sie über das Zwischenhirn und den Sympathikusnerv eine direkte Stimulation der Nebenniere und einiger Gehirnregionen aus. In Sekundenbruchteilen werden von dort Adrenalin und Noradrenalin in den Blutkreislauf geschickt. Diese beiden Stresshormone präparieren den Körper blitzartig für Höchstleistungen, für einen plötzlichen Angriff oder eine sofortige Flucht. Ebenso kommt es schlagartig zu einer Erhöhung des Blutdrucks und einer Mobilisierung der Fett- und Zuckerreserven. Fühlbar durch heiße Wallung etwa bei Aufregung. Diese beiden Stresshormone beeinflussen in unserem Gehirn die Schaltstellen (Synapsen) zwischen den Neuronen. Für die Weiterleitung eines ankommenden Impulses müssen die Synapsen »feuern«, das heißt die vielen kleinen Bläschen, die in ihnen enthalten sind, müssen platzen. Und zwar deshalb, um die in ihnen enthaltene Transmitterflüssigkeit in den Spalt zwischen Synapse und angeschlossener Faser zu schießen. Genau dieser Vorgang kann durch die Stresshormone gestört und unterbunden werden. Dann spricht man von einer »Stressblockade«, wie bei Prüfungsangst oder Panik. Ein Gedankenblitz ist gerade noch möglich und dann ist es vorbei. Die Information kann nicht an ihren Bestimmungsort gelangen und in der Folge haben wir es mit Sinnesstörungen zu tun, egal wie intelligent man ist oder wie viel man gelernt hat.[3] Mit Psychiatern und Psychotherapeuten habe ich intensiv auch über die Ursachen von Angststörungen gesprochen. Der Grundtenor war und ist: Es wirken mehrere Faktoren zusammen. Fachleute sagen, dass die Wahrscheinlichkeit des Auftretens einer Angsterkrankung von einer Kombination aus Lebensereignissen sowie psychologischen und genetischen Faktoren abhängt. Genetische Disposition scheint bei manchen Angststörungen, zum

Beispiel bei der Panikstörung, eine größere Rolle zu spielen als bei anderen. Neuroanatomisch gesehen entsteht die Angstreaktion durch pathologische Prozesse im limbischen System, dem eine entscheidende Bedeutung bei Entstehung und Wiedererkennen von Angst zukommt. Entwicklungspsychologische Modelle betonen die Rolle von Trennung und Verlust in der frühen Kindheit. Lerntheorien gehen von klassischer Konditionierung aus. Tiefenpsychologisch betrachtet stellen Angststörungen ein Missverhältnis zwischen objektiver Situation und empfundener Angst dar. Das bedrohlich wirkende Objekt oder die Situation werden nicht zufällig gewählt, sondern stehen in Verbindung mit dem unbewussten intrapsychischen Konflikt. Durch Verschiebung wird dieser unlösbare Konflikt auf ein äußeres Objekt verlagert, mit dem man sich nun »erfolgreich« – durch Vermeidung – auseinandersetzen kann.

Viel Theorie, aber das Wissen um einige Fakten erleichterte mir zumindest ein wenig mein Leid. Plötzlich hatte ich Antworten auf meine Fragen. Warum? Wieso? Wie? Was? Wann? Und wie lange? Meine zwei Hauptfragen bei jeder Attacke lauteten: Wie lange dauert es noch? Und: Was soll ich dagegen tun? Es gibt eine Fülle an Fachliteratur, es gibt eine Unmenge an Experten, es gibt Tausende Veröffentlichungen, die empfehlen, wer wann was tun sollte. Seit den Achtzigerjahren werden Angststörungen in der psychiatrischen Diagnostik als eigenständige Krankheitsbilder definiert und eine Abgrenzung zwischen Phobien auf der einen Seite und Panikattacken und generalisierter Angststörung auf der anderen Seite vorgenommen. Bei Vorliegen eine Agoraphobie hat diese die höhere diagnostische Priorität. Agoraphobie ist eine Angst beziehungsweise ein starkes Unwohlsein an bestimmten Orten, die aus diesem Grunde gemieden werden. In schweren Fällen kann die eigene Wohnung nicht mehr verlassen werden. So weit war es bei mir nicht ganz gekommen, obwohl ich knapp davor stand. Aber allein die Tatsache, dass ich mich zu Hause am wohlsten, am geborgensten fühlte, war schon ein Anzeichen für eine schwere Indisposition dieser Art. Eine Agoraphobie liegt übrigens auch dann vor, wenn Menschen große Plätze oder weite Reisen allein vermeiden. Die

Gemeinsamkeit liegt darin, dass die Betroffenen befürchten, im Falle einer Panik oder potenziell bedrohlicher Szenarien nicht schnell genug flüchten zu können. Auch die Angst, in peinliche Situationen zu geraten, spielt in diesem Zusammenhang eine große Rolle, das »Auffallen«, das »Genieren« usw. Die Agoraphobie tritt in mehr als 95 Prozent der Fälle gemeinsam mit einer Panikstörung auf. Die Angst vor weiten Plätzen wird in der Psychologie »Platzangst« genannt, ein Terminus, der in der Umgangssprache für den entgegengesetzten Angstzustand verwendet wird, nämlich die Klaustrophobie (Angst vor engen Räumen), die in der Fachsprache als Raumangst bezeichnet wird, wie wir aus Wikipedia wissen.

Da fällt mir gerade etwas ein: Wenn du betroffen bist, dann schau bitte nicht ins Internet. Das ist ein ungefragter Rat, den ich dir gebe – denn wenn es dir heute so geht, wie mir damals, wenn du dich derart schlecht fühlst, dann würdest du beim Durchlesen der zahllosen Tipps und Fallbeispiele ganz sicher eine schwere Panikattacke bekommen. Und zwar eine, die sich gewaschen hat. Ich bin kein Arzt und auch kein Psychotherapeut. Ich denke aber, dass alle Menschen unterschiedlich beschaffen sind. Keiner gleicht dem anderen. Es gibt sicher parallel verlaufende Panikmuster, aber von einem auf das andere zu schließen, halte ich für falsch. Da heißt es beispielsweise: »Lassen Sie die Attacke ohne Widerstand vorbeigehen!« Mag sein, dass das gut ist, weil die Anspannung dann nicht noch größer wird. Was ich auf jeden Fall unterschreibe (immer vorausgesetzt, dass du physisch gesund bist!), ist der Rat: Bewege dich! Ich hatte oft das Gefühl, dass ich mich aus eigenen Sicherheitsmotiven und -gründen ruhig und fast starr verhalten müsste, nach dem Motto: »Es wird schon vorbeigehen, ganz sicher geht es einmal vorbei!« Ja, es geht vorbei. Versprochen. Aber Faktum ist, dass durch Bewegung die Stresshormone schneller abgebaut werden. Ich hatte und habe einen relativ niedrigen Blutdruck und hatte immer Angst, in Ohnmacht zu fal-

> **Ich denke, dass alle Menschen unterschiedlich beschaffen sind. Keiner gleicht dem anderen.**

len. Das war – neben der Todesangst – mein größtes Bedenken. Um Gottes willen, alleine die Vorstellung, in der Öffentlichkeit umzufallen, war schrecklich belastend. Wenn man sich bewegt, dann steigt doch der Blutdruck, oder? Und damit wird auch die eigene Ohn-machts-Angst (Angst vor »ohne Macht«) minimiert. Zumindest war das bei mir so. Bewege dich! Übrigens nicht nur, wenn du an Panikattacken leidest. Aber zum Thema der eigenen Körperkommunikation kommen wir noch später in diesem Buch.

Mein »inneres Spiel«

Der Umstand, dass ich mich bei Panikattacken nicht mehr panisch auf meinen Körper konzentriert, sondern dass ich konzentriert meine Umwelt beobachtet habe, hat mir sehr geholfen. Nicht umsonst heißt es oft, auch in einschlägigen Büchern der Fachliteratur: Konzentration ist alles! Konzentration ist der absolute Schlüsselbegriff. Die Konzentration ist trainierbar wie ein Muskel, ganz egal ob du ein überfokussierter oder ein unterfokussierter Typ bist. Je nach Veranlagung. Ein Überflieger oder ein Bergseher. Mir hat meine Fähigkeit, mich konzentrieren zu können, in diesen Situationen sehr geholfen. Das heißt, ich habe einige Minuten, so zwischen vier und zehn, andere Menschen in den Fokus genommen, ich habe Häuser, Autos, Bäume, Plakate, Schaufenster usw. betrachtet, ich habe diese Eindrücke dann innerlich beschrieben und habe damals schon unbewusst eine mentale Technik angewandt, die ich viele Jahre später neben zahlreichen anderen erlernen sollte. Die sogenannte »Inner Game«-Technik. Der Entwickler, Begründer und Erfinder dieser Technik ist Timothy Gallwey, ein amerikanischer Bestseller-Autor und erfolgreicher Business Coach. Er war unter anderem Captain für das Harvard Tennis-Team und veröffentlichte zahlreiche Bestseller, *The Inner Game of Tennis*, *The Inner Game of Music*, *The Inner Game of Golf* und *Inner Skiing*. Gallwey wies immer wieder auf die herausragende Bedeutung der Psyche für einen Lebenserfolg hin.

Seine Grundbotschaft lautet: Man kann Selbstbeschränkungen wie Anspannung, Selbstzweifel, Versagensängste und Minderwertigkeitskomplexe durch einfache psychologische Tipps überwinden. Es geht also um ein »inneres Spiel« und auch um ein »äußeres Spiel«. Das »äußere Spiel« kennen wir, es ist der Therapieraum, es ist der Tennisplatz, der Konzertsaal, das ORF-Studio, der Arbeitsplatz, das Wohnzimmer etc. Die Probleme sind die Muskelschwäche, der schlechte Aufschlag, die schwierige Fingerübung, das mühsame Interview. Was ist das Ziel? Ziel ist es, das Spiel zu gewinnen, das Stück fehlerfrei zu spielen, die physiotherapeutischen Übungen richtig zu machen, das Interview kompetent und souverän zu führen. Gallwey spricht vom gleichzeitigen »inneren Spiel«, also dem »inner game«. Dieses ist sensibler, feiner, es wird oft gar nicht registriert und gleich und gerne wieder vergessen. Dieses innere Spiel findet in unserem Kopf, in unseren Gedanken statt. In unseren Wörtern und Bildern. Und die Hindernisse sind zumeist Angst, Zweifel, Konzentrationsschwächen und auch Nervosität. Konkret geht es nun darum, gleichzeitig mit dem Ausbau der Leistungsfähigkeit die Störungen, die Probleme zu verringern. Dadurch entsprechen die erzielten Leistungen mehr und mehr dem wirklichen Potenzial. Leistung = Potenzial minus Störungen!

Übersetzt heißt das, dass du der Spielleiter bist. Du bist es, der die Spielleitung in die Hand nimmt. Du lenkst die Aufmerksamkeit weg vom Beurteilen, vom Werten usw. und fokussierst dich stattdessen auf eine Wahrnehmung deiner Sinne. Du beobachtest und du experimentierst. Man kann auch das Gedächtnis trainieren wie einen Muskel. Vor allem das Aktivieren meiner Sinne war in diesen Phasen sehr hilfreich – was habe ich gerochen, was geschmeckt, was getastet? Ich habe mit lieben Menschen telefoniert und mich auf den Inhalt der Gespräche konzentriert – immer öfter hat die Panikattacke ihre Herrschaft über mich verloren. Das heißt nicht, dass sie nicht gekommen ist, dass sie nicht da war, aber sie ist in ihrer Bedeutung geschrumpft. Auch in ihrer Wirkung. Es war schon so – ja, verrückt –, dass ich die Attacke begrüßt habe wie einen unerwarteten, nicht sehr geliebten Besuch. »Ah, du bist wieder da, aber ich habe jetzt keine Zeit für dich. Egal, mach, was du willst.« Das Gefühl war unangenehm, wieder beklemmend, aber die Bedeutung war für mich geringer. Verstehst du, was ich meine? Für mich! Es dauerte gefühlt nicht so lange, es war nicht mehr so intensiv. Natürlich waren die Empfindungen unterschiedlich. Bei

Schönwetter ging es mir besser. Bei Regen schlechter, bei Nebel ganz schlecht. Licht war ein wichtiges Thema. Helligkeit. Ich ging ganz gerne ins Solarium, ab und zu. Du kannst dir vorstellen, die Enge dieser Liegen, die Hitze, das ging oft überhaupt nicht in Verbindung mit den Panikattacken. Damals gewöhnte ich mir an, hinaus an die frische Luft zu gehen. Egal ob Sonne, Regen, Nebel oder Schnee. Ich gehe meiner Familie heute – ich weiß das! – sehr auf die Nerven, weil das ein wichtiges Thema für mich ist. Raus in die Natur. Spazieren gehen. Golf spielen. Eislaufen. Wobei ich spazieren und wandern an und für sich nicht so sexy finde. Aber bitte verrate mich nicht. Es muss ja nicht jeder alles wissen. Das mit dem Wandern ist möglicherweise ein Kindheitstrauma …

Licht und Sauerstoff

Wir brauchen Licht. Wir brauchen die Sonne. Unser Planet umkreist die Sonne, die übrigens der am besten erforschte Stern überhaupt ist. Die thermonuklear gespeiste Strahlung des heißen Gasballs ist Grundvoraussetzung für die Entstehung und Entwicklung des Lebens auf der Erde. Hast du dir einmal die Frage gestellt, was passieren würde, wenn die Sonne nicht mehr aufgeht? Zuerst würde totale Finsternis herrschen, nach ein paar Tagen würde die Erde auf mindestens minus 33 Grad Celsius abkühlen, da der »normale« Treibhauseffekt seine Funktion aufgeben würde. Die Sonnenstrahlen würden nicht zurück auf die Erde reflektiert und die Erde nicht mehr aufheizen. Die Erde würde eine Eiswüste werden, alles Leben vernichtet werden. Aber sei beruhigt, wir würden nicht sofort an Lichtmangel sterben, wir würden im Schein von Kerzen und Glühlampen dahindämmern, im Halbschlaf und von Depressionen geplagt. Die Zirbeldrüse würde fortwährend Melatonin produzieren, ein Hormon, das den Biorhythmus unseres Körpers auf Schlaf einstellt und uns antriebslos zurücklässt. Die Zirbeldrüse ist ein winziges Organ im Zentrum des Gehirns, im Zwischenhirn, welches überwiegend nachts das erwähnte Melatonin produziert. Über dieses werden der Schlaf-Wach-Rhythmus und andere zeitabhängige Rhythmen des Körpers gesteuert. Lässt die Funktion der Zirbeldrüse nach, setzt der physische und auch der psychische Alterungsprozess ein. Je mehr Licht der Zirbeldrüse gemeldet wird, desto mehr drosselt sie die Melatonin-Produktion. Weltweit beschäftigen sich immer mehr Wissenschaftler mit den Möglichkeiten der Heilung depressiver Erkrankungen durch Lichttherapie. Zu wenig Licht macht uns bewiesenermaßen lethargisch. Würde die Sonne eines Tages plötzlich wieder scheinen, würde das sofort alle unsere Gehirnfunktionen in Aufruhr versetzen: In einer Sekunde hätte ihr Licht die Produktion des Schlafhormons Melatonin gestoppt, nach zehn Sekunden würde unser Körper Adrenalin ausschütten, um uns wieder richtig wachzurütteln. Nach einer Minute würden die Keimdrüsen Sexualhormone ausschütten, nach zwei Minuten würde das Herz schneller schlagen und der Blutdruck steigen und nach zweieinhalb Minuten im Sonnenlicht würde der Körper mit Endorphinen überschwemmt. Diese Glückshormone, die Depressionen vertreiben, würden uns mit allem versöhnen. Das natürliche Tageslicht hat nachweislich eine nicht unbeträchtliche Auswirkung auf das Gehirn, die Hormone und unser Verhalten.[4]

Die Lichttheorie, die mir selbst ernannte und tatsächliche Experten nähergebracht haben, hörte sich zwar gut an, aber wirklich geholfen hat mir das alles nicht. Ich hörte und las Unmengen von guten Tipps und Ratschlägen zum Thema Sauerstoff. »Geh in die Natur«, »beweg dich« usw. Leicht gesagt, wenn es dir gut geht und du dich wohl fühlst. Bewegen, sprich Laufen oder sonst eine sportliche Tätigkeit, wenn es dir das Herz herauspresst, wenn dir übel ist, dass du dich ankotzen könntest? Leicht gesagt. Einen Tipp habe ich von einem Sportwissenschafter bekommen, der mir emotionslos und ohne Mitleid (das war für mich damals wichtig …) seine Sicht der Dinge schilderte. »Meiner Meinung nach musst du dir helfen lassen, medikamentös und/oder professionell«, sagte er, und dass ich als Hobbysportler sicherlich ein Problem damit bekommen könnte, wenn ich gar nichts mehr täte, meine körperliche Fitness würde rapide nachlassen und diese ewige Angst vor dem Umfallen würde zu einer massiven körperlichen Verunsicherung führen. Das war, als ich mir das erste Mal über das Thema Balance, Gleichgewicht usw. bewusst den Kopf zerbrochen hatte. »Den Kopf zerbrochen«, das trifft es. Es war kein normales, strukturiertes Darübernachdenken, es war ein gedankliches panisches Hingreifen nach jedem sich nur bietenden Rettungsring. Ich bewegte mich also wieder. Ich folgte der Empfehlung des Sportwissenschafters und betrieb regelmäßig Ausdauersportarten wie Radfahren und langsames Joggen, auch wenn es mir nicht gut ging. Er sagte: »Egal, wie es dir geht, der Schwindel verschwindet schon, wenn du dich anstrengst.« So war es dann auch. Nur konnte ich ja nicht in jeder Lebenslage joggen, wenn die Panik wiederkam. Tägliche Rituale wie Liegestütze in der Früh oder ein fest geplantes und ausformuliertes Gymnastik-Programm am Abend halfen mir. Ich benützte keine Lifte mehr und begann Stiegen zu steigen. Einteilung, ritualisierte Tagesabläufe, ich glaube, man sagt heute Zeitmanagement dazu, taten mir gut. Der Sportwissenschafter meinte auch: »Hör mehr hinein in dich, beobachte, was sich tut, wenn du die Attacken hast und wenn nicht.« Er war es, der mich auf das Thema Atmung hinwies. Das war vor vielen Jahren für mich in einem ganz anderen Zusammenhang von Bedeutung gewesen. Ich studierte Musikpädagogik, Instrumentalmusikerziehung, Klavier und Sologesang an der Hochschule für Musik und darstellende Kunst Mozarteum in Salzburg. Dort war das richtige Atmen ein ganz essenzielles, wichtiges Thema. Und nun hatte ich meine gelernte, trainierte, richtig eingesetzte und angewandte eigene Atmung tatsächlich völlig vergessen.

❙ Atmen ist Leben! Atmen ist Leben! Willentlich ist es der erste Atemzug im Leben eines Menschen und auch der letzte. Die Atemmuskulatur ist die sensibelste des ganzen Körpers. Sie ist auch die erste, die auf eine veränderte Hormon- und Transmittersituation im Körper, also auf Stress reagiert, denn dieser zeigt sich sofort in der Veränderung der Atmung. Umgekehrt beeinflusst eine Stressatmung die Hormon- und Transmitterproduktion im Körper und bereitet ihn dadurch für eventuell bevorstehende Verteidigungsmaßnahmen vor. Was heißt das übersetzt? Durch tiefes, entspanntes Atmen gelangen sogenannte Entwarnungsimpulse in die Körperchemie und damit kommt es zur »Entstressung«. Dadurch wiederum werden gebundene, blockierte Energien frei. Die Versorgung des Körpers mit Sauerstoff hat starke Auswirkungen auf seinen Energiehaushalt. Energie entsteht durch Verbrennung und dafür wird Sauerstoff benötigt. Bekommt ein Feuer im Ofen oder Kamin beispielsweise zu wenig Sauerstoff, dann wird es ausgehen. Die Folge: Der Ofen ist kalt, ausgebrannt. Ausgebrannt? Ja, ausgebrannt = burned out auf Englisch. Ich habe es ganz deutlich beobachtet: Wenn ich bewusst – und damit richtig – atmete, steigerte sich mein körperliches Wohlbefinden. Ich wurde ausgeglichener, ruhiger, entspannter, vitaler. Ich bekam wieder einen langen Atem, was in meiner Situation äußerst hilfreich war. Die Kraft des Atems brachte meine verschütteten Lebensenergien langsam wieder zum Fließen. Am wichtigsten bei der Tiefenatmung ist bekanntlich das Ausatmen – es ist der Schlüssel zur Wiederherstellung eines natürlichen Atemflusses.

Jetzt wusste ich also, wie wichtig Sauerstoff, Bewegung, Licht etc. für mein Dasein sind, aber ich hatte noch immer keinen Weg gefunden, dass es mir besser geht, dass die Attacken verschwinden, dass ich die Angst vor den Attacken in den Griff bekommen würde. Heute schreibe ich leicht und unbeschwert darüber, weil ich angstfrei bin. Weil ich keine Angst vor Panikattacken und -zuständen mehr habe. Ab und zu kommen sie immer noch. Heute ist es mir egal. Völlig. Es ist in Ordnung, dass es dir einmal schlechter oder gar schlecht geht. Das ist völlig normal. Nicht jeden Tag scheint die Sonne. Es muss auch Regen, Sturm, Schnee geben. Sonst wäre es ja langweilig, oder?

Glückspillen

Mein damals behandelnder Internist war Siegfried Meryn, unser Fernsehdoktor. Ein fachlich ausgezeichneter Mann mit großer sozialer Integrität und menschlich damals für mich ein absoluter Rettungsanker. Ich möchte hier keine Behandlungsdetails festhalten, nur so viel: Er riet mir zur kontrollierten und fachärztlich verschriebenen Einnahme von Psychopharmaka. Mit dem ganzen Drumherum: richtiges »Einschleichen«, richtige Dosierung und wenn möglich wieder richtiges »Ausschleichen«. Eine sofortige Absetzung wäre fatal, wie mir sehr viele Experten bestätigen. Medikamente sind aus dem heutigen psychiatrischen Alltag nicht wegzudenken. In Kombination mit Psychotherapie und Soziotherapie bestimmen sie die Behandlung. Psychopharmaka unterdrücken Symptome psychischer Störungen wie Angst, Depressivität oder Halluzinationen. Sie leiten im günstigen Fall eine Wendung im Krankheitsgeschehen ein, die Krankheitsursachen beheben sie nicht. Und das ist und war auch für mich entscheidend: die Erkenntnis, dass Psychopharmaka »nur« Krücken sind. Ein neues Bewusstsein können sie nicht vermitteln. Wo sie dies scheinbar tun, verfälschen sie das Erleben, stören den Realitätsbezug und führen zu Abhängigkeit. Wenn du das Gefühl hast, »Glückspillen« zu brauchen, Antidepressiva, dann führt dich dein erster Weg möglicherweise zum praktischen Arzt. »Ich bin wetterfühlig«, »Mein Chef deprimiert mich«, »Ich streite so oft mit meiner Liebsten«, das sind nur einige Klagen, die du vorbringst, und der Arzt deines Vertrauens wird dir vertrauensvoll ein paar Pillen aufschreiben. Er wird dich vor der unkontrollierten Einnahme warnen und los geht's.

Ich kann mich an mein erstes »Glückspillen«-Erlebnis genau erinnern. In einer Phase, als es mir besonders dreckig ging, bekam ich kleine rote Tabletten verschrieben – »nur eine am Abend, nur eine!« Ich nahm zwei. Und rund eine Stunde später dachte ich, es sei vorbei. Es war gefühlt ein sanftes Vorbeisein, beinahe angenehm, aber trotz der ganzen Sanftheit, Dumpfheit irgendwie heftig. Ich fühlte mich wie ein japanischer Sumo-Ringer, behäbig, langsam, wie in Zeitlupe, tapsig, benebelt, nicht anwesend. Kein schlechtes Gefühl, eine Zeit lang zumindest. Der Zustand war strange, seltsam. Ungewohnt. Und es dauerte schier endlos lange, bis die Wirkung der Pillen nachließ. Nie wieder, dachte ich mir, als ich »erwachte«. Meine Kehle war trocken, mein Gaumen fühlte sich ledrig an, meine Zunge war ausgedörrt. Ich war ausgedörrt. Aber ich lebte. Weggetreten. Weggebeamt. Ich denke nicht, dass alle Ärzte, die dir derartige Pillen verschreiben, diese auch ausprobiert haben. Außerdem wirken sie bei jedem unterschiedlich. Sagt man zumindest. Ich würde heute im Fall der Fälle zum Fachmann gehen. Aber wer ist das? Der Internist? Der Psychiater. Der Psychiater??? Im Ernstfall ja. Dr. Karl Heinz Domig, Psychiater in Rankweil/Vorarlberg (er ist/wäre im Ernstfall »mein« Mann!), sagte mir, der Weg zum Fachmann sei der klügste. Wobei er prinzipiell den Einsatz von Psychopharmaka für sinnvoll hält. Seiner Meinung nach könne der Psychiater etwas verordnen, das zwar schnell wirkt, aber nicht die Ursache behandelt. Glückspillen eben. Auf der anderen Seite kann er etwas anbieten, dass die Ursache behandelt. Das dauert dann freilich länger ...

Karl Heinz Domig berichtet jedoch von vielen Fällen, bei denen weder eine Therapie noch eine systemische Aufstellung möglich ist. Manchmal weil die Betroffenen nicht wollen oder weil es ihnen derart elend geht, dass sie nicht in der Lage dazu sind. Auch Psychotherapie ist ein Medikament. Regelmäßig Psychopharmaka (Antidepressiva) bekommen Menschen, die in ihrem Lebenskontext keine wesentliche Veränderung mehr zustande bringen. Entweder sind sie zu schwach, leben im falschen Milieu oder stecken zu lange schon in depressiven Phasen. Dr. Domig berichtete von einem jungen Mann, dessen Eltern immer streiten, der Vater ist permanent grantig und schlecht drauf, die Mutter droht oft und regelmäßig damit, die Familie zu verlassen. Natürlich bleibt sie.

Der Sohn kann nicht raus. Noch nicht. Dieser junge Mann bekommt Antidepressiva.
Ich halte wenig davon, in diesem speziellen Bereich alleine dem praktischen Arzt zu vertrauen. Wenn es um die Psyche geht, dann ist der Weg zum Experten aus meiner Sicht der einzig richtige. Wobei die Frage, wann wer der richtige Dienstleister in deinem speziellen Fall ist, sicher schwierig zu beantworten ist. Panikattacken sind nicht gleich Depressionen, eine psychische Erkrankung ist etwas anderes als eine Krise usw. – für alle Fälle gibt es Fachleute. Ich habe Psychopharmaka über einen Zeitraum von vier Monaten eingenommen. Kontrolliert, »überwacht«, vom »Einschleichen« bis hin zum »Ausschleichen«. Das war toll. Die Attacken waren weg. Die Angst war weg. Nur war ich den ganzen Tag ein wenig benebelt und konnte nicht mehr Auto fahren. Das schien mir zu gefährlich. Das stand auch auf allen Beipackzetteln, die ich seit damals nicht mehr wegwerfe. Zumindest nur noch selten. Dieses Gefühl nach Einnahme diverser Tranquilizer war einer Trunkenheit ähnlich. Kollegen, denen ich diskret anvertraute, dass ich »etwas« hätte, lachten und meinten, »da ersparst du dir so manchen Rausch!« Aber wie sollten sie es auch verstehen?

Auch meine lieben Eltern fragten sich, warum gerade unser Bua? Sind wir schuld? Ja, vielleicht. Vielleicht die Eltern, die Schwester, die Freunde, die Lehrer (die sind ja überhaupt an allem schuld, nicht wahr?), die Exfreundinnen, die Exfrau usw. – alle anderen sind schuld. Es war mir damals egal, wer schuld war, vielleicht ich selbst? Es ist mir auch heute egal. Ich will es gar nicht wissen. Und Gott sei Dank hat die Expertin, mit der ich gearbeitet habe, das erkannt und keine Psychoanalyse im Freud'schen Sinn mit mir gestartet. Oft stellte ich mir auch die Frage, wie viele Mitmenschen wohl betroffen sind? Wie viele Menschen leiden bei uns an Panikattacken und Angstzuständen? Leider gibt es dazu in Österreich keine wissenschaftlichen Datenerhebungen, sodass es kaum Zahlen gibt. International geht man davon aus, dass etwa ein Fünftel der Bevölkerung einmal im Leben an einer Angststörung leidet. Am häufigsten an einer generalisierten Angststörung, gefolgt von spezi-

fischen Phobien. Interessant ist, dass Frauen offenbar von sämtlichen Angststörungen doppelt so häufig betroffen sind wie Männer. Diese statistische Erkenntnis half mir jedoch nicht weiter ...
Ab wann sollte man professionelle Hilfe in Anspruch nehmen? Und wie wichtig ist eine solche? Univ.-Prof. Karin Gutiérrez-Lobos meint, dass es bei einer einmaligen Attacke nicht notwendig ist, einen Experten aufzusuchen, bei einer diagnostizierten Panikstörung hingegen schon, da sich die Lebensqualität sonst dramatisch verschlechtert. In welchen Fällen sollte man zu einem bestimmten Spezialisten gehen, wer ist wann für wen zuständig? Wann brauche ich die Unterstützung eines Mentalcoaches, wann die eines Psychotherapeuten und ab wann die eines Psychiaters? Gutiérrez-Lobos sagt, einen Mentalcoach kann man dann besuchen, wenn man grundsätzlich negative Gedanken hat, leicht Angst bekommt etc., um Einstellungen und Bewertungen neu zu regeln. Wenn man die Vergangenheit professionell aufarbeiten will, wenn man seelischen Störungen auf den Grund gehen will, dann scheint mir der Psychotherapeut der Richtige zu sein. Wenn freilich eine medikamentöse Behandlung notwendig ist, dann ist der Psychiater der richtige Ansprechpartner.

Die Skepsis, zum Experten zu gehen, ist unfassbarerweise auch im 21. Jahrhundert noch groß. Man hat Angst vor dem Gerede, Angst vor dem Entdecken der Kellerleichen. Angst, sich einem Fremden anzuvertrauen. Dann lieber schon der Partnerin, dem Partner, den Eltern, den Geschwistern und ganz beliebt: der besten Freundin oder dem besten Freund. Unsinn. Erwarte nie, dass dich emotional besetzte Menschen, und das sind die soeben genannten im Normalfall alle, aus deinem Schlamassel herausholen. »Reiß dich zusammen!« Hast du das noch nie gehört? »Ich verstehe gar nicht, dass du so etwas hast.« Was heißt denn »so etwas«? Psychisch gestört. Ja, angeschlagen. Etwas stimmt nicht. Überfordert, überlastet, frustriert, blockiert, beengt. »Ich sehe rot«, »Ich sehe schwarz«, »Ich möchte aus der Haut fahren«, »Ich halte das nicht mehr aus« usw. – kommt dir das vertraut vor? Du musst es ändern, wenn du andere Befindlichkeiten (wieder) erleben möchtest! Du musst es in deine eigenen Hände nehmen. Nicht in die der lieben Familie oder der Freunde. Und wenn du es alleine nicht schaffst, was nie und nimmer ein Makel ist, dann suche dir eine Fachfrau oder einen Fachmann. Jemanden, der zu dir passt. Dem du dich öffnen willst und kannst. Und glaube mir, die Damen und Herren mit einer fundierten Ausbildung verfügen über genügend Werkzeuge, dich wieder auf den für dich richtigen Weg zu führen. Dich zu begleiten. Dich zu unterstützen. Und lass »die Leute« ruhig reden. Tun all jene dir Gutes, die über dich herziehen, die dich ausrichten, die dich verurteilen, die sich das Maul über dich zerreißen? Tun sie dir gut? Behandeln sie dich wertschätzend? NEIN, sie tun es nicht. Sie lenken von ihren eigenen Problemen ab, indem sie über dich reden. Einige neiden dir vielleicht sogar deinen Entschluss, professionelle Hilfe in Anspruch zu nehmen. Möglicherweise würden sie denselben Schritt selbst gerne setzen, nur sind sie zu blockiert, haben zu wenig Vertrauen, um etwas für sich zu tun.

Geh zum Therapeuten und sei stolz darauf. Egal, ob du in der Stadt oder am Land wohnst. »Dann wissen es alle …«, hörte ich ab und zu in vertrauten Gesprächen. Ich sagte: »Na und? Dann sollen sie es wissen!« Du tust etwas für dich, bist mutig und selbstverantwortlich. Das fühlt sich wie ein Sieg an. Ein Sieg für dich. Dein Sieg! Und so nebenbei verrate ich dir, dass eine Therapie das Beste ist, was du für dich tun kannst. Auch die sogenannten Normalen sollten ab und zu zum Therapeuten gehen, um einmal auf ihr Leben zu schauen. Supervision nennt man das im Fachjargon.

| **Geh zum Therapeuten und sei stolz darauf.**

Man wird schlechte Gefühle und Gedanken los, indem man ein paar Grundregeln in seinem Dasein einführt und institutionalisiert. Denn je länger Frustration, Ärger und Schuldgefühle sich breit machen (dürfen), desto mehr Spielraum haben die schlechten Gefühle. Schluss damit! Es hat mich viel Kraft gekostet, das zu erkennen, leider erst spät in meinem Leben.

Fang du gleich heute an damit: Lass dich nicht mehr heruntermachen! Erlaube niemandem mehr, dich destruktiv zu kritisieren, reagiere darauf mit: »Ich möchte nicht, dass Sie so mit mir reden.« Sprich auch du nicht schlecht über andere. Es bringt dir nichts, es gibt dir keine positive Energie. Ärgere dich nicht über das Verhalten anderer. Wenn dich jemand herausfordert, dann entschuldige ihn mit: »Er hat vielleicht heute einen schlechten Tag.« Reagiere auch nicht mehr auf Schuldzuweisungen jeglicher Natur. Rechtfertige dich nicht mehr, lass dich nicht provozieren. Teste es und du wirst sehen, dass es funktioniert. Schau die betreffende Person einfach an, ohne etwas zu erwidern. Das kann ein köstliches Spiel sein! Es gehören immer zwei dazu …

Der eine wartet, dass die Zeit sich wandelt, der andere packt kräftig an und handelt.

Eugen Roth

Panik Teil 4

Der erste Fachmann, ein Psychiater, der mir empfohlen wurde, war aus meiner Sicht, aus meinem Gefühl heraus, ein Rohrkrepierer. Vielleicht passten wir beide nur nicht zueinander. Müssen Psychiater und Patient zueinander passen? Es passte mir schon nicht, dass ich zu einem Psychiater ging. Zu einem Psychiater! Als Nächstes liefern sie mich dann in die geschlossene Anstalt ein, mit der weißen Zwangsjacke in die Gummizelle. Wer weiß, wie viele dort einsitzen, die gar nicht dorthin gehören. Verrückt bist du bald einmal, vor allem in den Augen der anderen vielen Verrückten, die so herumlaufen. Aber das willst du gar nicht wissen, das geht uns auch nichts an. Widmen wir uns doch unserem eigenen Dasein, unserem erfüllten Leben! Wann führen wir das eigentlich? Dann, wenn wir Teil von etwas sind, das unser Selbst an Dauer und Größe übersteigt? Unser Selbst? Haben wir eines oder mehrere? Da wird es schon wieder psychiatrisch … Also, ich war bei dem guten Mann. Eine dürre Frau saß an der kleinen Rezeption im Vorraum seiner Ordination. Es war übrigens die Frau vom Professor, erfuhr ich später. Sie meinte: »Das macht 2500 Schilling.« 2500 für eine Stunde? Wahnsinn. Hätte ich doch Psychiatrie studiert. Und dieses Honorar wollte sie vor der Behandlung kassieren. Auch gut. Ich schluckte und sagte: »Naja, so viel habe ich jetzt nicht mit, kann ich eine Rechnung bekommen und überweisen?« Gnädig nickte die Dürre und wies mir den Weg in das Allerheiligste. Der Professor, ein weißhaariger, eleganter, großer Mann empfing mich freundlich, ließ mich Platz nehmen und wollte gleich allerhand aus meiner Kindheit wissen. Unter anderem, ob ich mit meinem Vater nackt gebadet hätte – als Kind. Nicht jetzt. Ja, vertraute ich dem Seelendoktor an. War aber sehr fein auch aus meiner Sicht, sagte ich, und merkte dann in einem postpubertären Anfall an, dass ich mit seinem Ding dabei nie gespielt hätte. Das fand der Psychodoc

gar nicht lustig und wollte sich die Situation genauer ansehen. Hätte ich bloß meinen Mund gehalten, aber die Situation war reichlich kurios. Mein lieber Papa ...
Grenzüberschreitend. So empfand ich das damals. Komischerweise fühlte ich mich bei diesem Ordinationsbesuch anfangs durchaus wohl, ohne Attacken, ohne Panik, nur dieses Gespräch war mir zuwider und vor allem war mir um meine Zeit schade. Ich stand auf, sagte Auf Wiedersehen, ich müsste jetzt gehen. Freilich nicht ohne den Versuch zu starten, das aus meiner Sicht horrende Honorar bei der Vorzimmertante um die Hälfte zu reduzieren. Das gelang natürlich nicht. Das war übrigens mein erster und zugleich letzter Besuch bei einem Psychiater. Eine große Chance hatte ich ihm freilich nicht gegeben. Egal. Das ist heute Geschichte. Was sollte ich jetzt tun? Die professionelle Hilfe schien fern. Das Angebot war damals schon überbordend, aber kein Vergleich zu dem,

> **Der einzige Unterschied zwischen mir und einem Verrückten ist der, dass ich nicht verrückt bin.**
> Salvador Dalí

was sich heute anbietet, im Internet, in Fachzeitschriften, durch Empfehlungen usw. Tausende Psychotherapeuten, Mentalcoaches, Lebensberater und auch Psychiater kümmern sich gerne um dein Seelenheil. Noch einmal: Wenn du betroffen bist, dann stöbere nicht panisch im Internet. Ich halte wenig von den diversen Internetdocs und von diesen Verzweiflungsausflügen ins World Wide Web. Das macht dich noch ver-rückter, glaube mir. Salvador Dalí hat übrigens einmal im Zusammenhang mit »verrückt« etwas Schönes gesagt: »Der einzige Unterschied zwischen mir und einem Verrückten ist der, dass ich nicht verrückt bin.« Ich würde den persönlichen Erfahrungen von Leidensgenossen Glauben schenken, zumindest mir den einen oder anderen Empfohlenen anschauen, ein Erstgespräch ausmachen (bei kompetenten Experten meist kostenlos) und einfach »ausprobieren«. Es ist eine Dienstleistung und die Geschmäcker sind bekanntlich verschieden. Es taucht immer wieder die Frage auf: Wer ist der richtige Berater für mich? Frau oder Mann? Alt oder jung? Wer passt zu mir? Meine Antwort darauf lautet: Verlasse dich auf deine Gefühle. Achte darauf, wie es um den sogenannten Rapport, das »Miteinander-Können« steht, den Draht zwischen dem Experten und dir. Wie geht es dir mit diesem Menschen? Das ist meiner Meinung nach ganz entscheidend für einen guten Beratungs- und Heilungsverlauf. Auch bei Ärzten. Wie oft hört man: »Die oder der ist sehr nett.« Ist das jemand, der mir zuhört, der mir Beachtung schenkt? Der mich wertschätzt, sich Zeit für mich nimmt, empathisch ist? Das ist wichtig. Darauf kommt es an. Und dann natürlich die Kompetenz. Wobei nicht alle, die kompetent sind, die eine Spitzenausbildung haben und Experten sind, für dich gut sind. Das muss dir bewusst sein und du darfst auch nicht enttäuscht sein, wenn du nicht auf Anhieb die Frau oder den Mann deines (beruflichen) Vertrauens findest.

Eines möchte ich dir mit auf den Weg geben: Die Tatsache, dass du dich entscheidest, professionelle Hilfe in Anspruch zu nehmen, dass du bereit bist, mit jemandem (einem Fremden) über deine Probleme und Indispositionen zu sprechen, das ist die »halbe Miete«. Dass du dir Gedanken über dich machst, dass du dir sagst: »Schluss jetzt mit dem eigenen Zudecken«, »Schluss mit dem eigenen Versteckspiel – ich beschäftige mich jetzt mit mir. Mit mir. Dem wichtigsten Menschen in meinem Leben!« Das mit »es wird schon wieder« (von selbst), das geht nicht und das funktioniert auch nicht. Unsere Selbstheilungskräfte beziehungsweise -fähigkeiten sind nicht so ausgeprägt. Stelle dich der Endlichkeit deines Lebens. Auch dein Leben hat ein Ende ... Den Zeitpunkt kannst du, außer in suizidalen Fällen, nicht bestimmen. Beschäftige dich ruhig mit diesem Gedanken. Es geht ja in den Zeiten der Panikattacken sehr oft auch um Todesangst. Ich hatte Todesangst. Angst vor dem Sterben. Warum? Ich weiß es nicht. Eine Psychotherapeutin sagte mir: »Sie haben Angst vor dem Sterben? Was passiert, wenn Sie sterben? Wird Ihre Lebensgefährtin bis ans Ende ihrer Tage weinen um Sie? Vermutlich nicht. Wird der ORF das Programm einstellen, wenn Sie sterben? Ganz sicher nicht. Ja, das Leid Ihrer Eltern wird groß sein. Das ist normal. Ihre Freunde? Wenn Sie Glück haben, dann haben Sie einen Freund und den nicht lebenslang, glauben Sie mir. Werden die Bäume die Blätter verlieren, wenn Sie sterben, werden Ziegelsteine aus Ihrem Haus brechen? Nein, sicher nicht. Es ist egal, ob Sie sterben oder nicht. Oder wollen Sie sehen, wer zu Ihrem Begräbnis kommt?« Ich schluckte und meinte, das müsse ich mir nicht sagen lassen. Aber es war gut so und heute verstehe ich, wie sie es gemeint hat. Das eigene, völlig bedeutungslose Sein. Oder, und da wird es dann vielleicht doch noch spannend: die Frage nach deiner Mission. Oder gar deiner Vision? Welche Mission musst du noch erfüllen – warum noch? –, welche Träume möchtest du auf alle Fälle noch verwirklichen, welche Ziele erreichen, wer braucht dich noch unbedingt, dass du jetzt nicht dauerhaft fehlen darfst? Auf die Themen Mission, Visionen, Ziele etc. komme ich später noch zu sprechen, das ist ein essenzielles Kapitel in unserem Leben.

Frag dich einmal selbst: Führe ich ein erfülltes Leben? Ein wirklich, so ganz erfülltes Leben? Ich weiß schon, ich stelle immer wieder die »Ich-Rolle« in den Vordergrund. Das hat nichts mit übertriebenem Egoismus zu tun. Eine andere Therapeutin meinte einmal: »Stellen Sie sich in den Mittelpunkt Ihres Lebens, aber nehmen Sie sich nicht zu wichtig.« Puh. Schwierig. Eine komplizierte Gratwanderung. Wie sollte ich denn erkennen, wo die Grenze liegt? Das ist eine Lebensaufgabe … Es gibt in unserer Gesellschaft viele warnende Anzeichen dafür, dass wir uns alle viel zu sehr auf uns konzentrieren. Schau dir nur einmal an, wie hoch die allgemeine Bereitschaft ist, feste Bindungen einzugehen. Ja, die Bereitschaft, der Wille, die Planung sind weit verbreitet. Aber es herrscht eine Unfähigkeit, diese Bindungen aufrechtzuerhalten. 50 Prozent der Einwohner im urbanen Bereich – egal ob in Österreich, Deutschland, Mitteleuropa, USA etc. – und mehr als die Hälfte der Bewohner in entwickelten Ländern leben allein. Ich strapaziere jetzt gar nicht die Scheidungsstatistiken. Circa 50 Prozent lassen sich scheiden, und überlege einmal, wie viele es sich nicht leisten können, aus wirtschaftlichen, gesellschaftlichen oder religiösen Gründen. Wie viele bleiben wegen der Kinder zusammen und gaukeln familiäre Harmonie vor? Ein weiteres Indiz ist, dass die Menschen in vielen repräsentativen Umfragen immer wieder darüber berichten, dass sie hinsichtlich der meisten Institutionen, denen sie bislang vertraut haben, sowie der Personen an deren Spitze desillusioniert sind. Der berühmte Psychologe Mihaly Csikszentmihalyi meint, dass wir den Kopf immer tiefer in den Sand stecken, weil wir die Hiobsbotschaften nicht hören wollen. Daher ziehen wir uns zurück in die eigenen vier Wände. Aber man wird kein erfülltes Leben führen, wenn man zu einer korrupten Gesellschaft Distanz bewahrt, wie schon Sokrates wusste. Es wäre ja alles so viel leichter, wäre man nur für sich selbst verantwortlich. Irrtum. Notwendiger Bestandteil eines guten Lebens ist, dass man aktiv Verantwortung für den Rest der Menschheit übernimmt und damit auch für die Welt.

Eltern

Was habe ich gelernt? Gelernt vom Leben, aus den vielen Jahren, aus den Jahrzehnten, von den unzähligen Begegnungen, Bekanntschaften, den wenigen Freundschaften? Den Beziehungen? Was habe ich von meinen Eltern gelernt, was habe ich mitbekommen? Wenn ich heute Bilanz ziehe, dann werde ich manchmal traurig. Traurig deshalb, weil ich damals ihre Liebe, Fürsorge, das Bemühen, aus mir einen anständigen Menschen zu machen, einen gesunden, lebenslustigen und liebenswerten Menschen zu machen, nicht erkannt habe. Oder nicht erkennen wollte. Im Nachhinein ist es – vor allem in der direkten Begegnung – zu spät. Wenn die Eltern gestorben sind, dann kann man nicht mehr von Angesicht zu Angesicht mit ihnen reden. Was hätte ich meinem Vater, was meiner Mutter noch gerne alles gesagt. Wie gerne hätte ich ihnen gesagt, dass mir vieles von mir in »Worten und Werken« Produziertes leid tut. Zu spät. Heute weiß ich, dass es keinen Sinn macht, sich wegen vergebener Chancen und Taten in Trübsal zu ergehen. Die innere Zwiesprache, deine Gefühle sind auch nach dem Tod geliebter Menschen möglich.

Ich werde den 27. August 2012 nicht vergessen, den Todestag meiner Mutter. Sie war schon länger leidend, krank, abgemagert und das Gefühl, dass es dem Ende zugeht, täuschte nicht. Wir besuchten sie eine Woche vorher noch in Innsbruck, meine Frau, unsere Tochter, mein Sohn und ich, und ahnten nicht, dass es das letzte Mal sein sollte. Unsere Tochter hatte einen sonderbar engen Kontakt zu ihrer Oma. Da war etwas Unerklärliches, eine gemeinsame Wellenlänge, die zwischen einem alten Menschen und einem Kind von neun Jahren nicht rational erklärbar war. Allein wie sie sich manchmal ansahen, wie sie sich berührten, das war ganz eigen. Vertraut, ohne Abweichungen. Bei diesem letzten Besuch der ganzen Familie war meine Mutter schon recht abwesend. Sie sprach nicht mehr mit uns, ich war mir auch nicht sicher, ob sie uns noch erkannte. Sophie setzte sich an ihr Bett, hielt ihre Hand und plötzlich begann meine Mutter leise mit ihr zu sprechen. Ich fasste es nicht. Sie sprachen miteinander. Leise, fast unverständlich, aber sie kommunizierten. Für Sophie war das augenscheinlich völlig normal. Die beiden waren auch in diesem Moment eine Einheit.

Allerdings ist es nie zu spät, dem Drehbuch des Lebens eine Wendung zu geben, eine neue Orientierung.

Eine Woche später, ein Montag. Ich fuhr in den ORF, um *Heute in Österreich* zu moderieren, als mich um 14 Uhr, kurz vor der Sitzung, meine Schwester Dagmar aus Innsbruck anrief und meinte, dass es mit Mama dem Ende zuginge. Und wenn ich sie noch lebend sehen wollte, dann sollte ich kommen. Trotz des Wissens, dass es bald so weit sein wird, war ich sehr durcheinander, setzte mich ins Auto und fuhr nach Innsbruck. Wien–Innsbruck in vier Stunden. Das war zu schnell, eindeutig, aber ich wollte rechtzeitig da sein. Gedankenblitze gingen mir während dieser Fahrt durch den Kopf, es fielen mir Erlebnisse mit meiner Mutter ein, die ich schon lange vergessen glaubte. Dinge, die sehr schön, lustig, inspirierend waren, aber auch solche, die mir leid taten. Erlebnisse aus meiner Pubertät, die ja zum Teil immer noch andauert … Respektloses Verhalten, gepaart mit dem milden, verzeihenden Blick meiner Mama. Ich kam gegen 18 Uhr in Innsbruck an. Ich sah auf den ersten Blick, dass da nichts mehr zu machen war. Es waren schreckliche und zugleich schöne Stunden, die ich am Bett unserer Mutter verbrachte. Gemeinsam mit meiner Schwester Dagmar, die mir in diesen Stunden besonders und auch in den Tagen und Wochen vorher schon sehr ans Herz gewachsen war. Ein toller Mensch, warmherzig, mitfühlend, empathisch. Es gab zwei Stunden, in denen ich in dieser Situation alleine mit meiner Mutter war. Das war ungewohnt eng und vertraulich. Sie rang mit dem Tod, wollte, konnte noch nicht loslassen und ich sprach mit ihr. Ich sprach

Dinge aus, die ich normalerweise nie gesagt hätte. Es war meine persönliche Versöhnung mit einigen Wirrnissen, die in unserer Mutter-Sohn-Beziehung im Lauf der Jahrzehnte entstanden waren. Es war für mich sehr wichtig, in diesen Stunden des Abschieds dabei zu ein. Da öffneten sich verschüttete Gefühle und Ressourcen, sodass ich trotz der Tragik des Geschehens sehr viel Positives erleben durfte. Kurz vor Mitternacht ist sie dann gegangen. Und wir weinten. Heute noch, auch während des Schreibens dieser Zeilen, steigt eine tiefe Traurigkeit in mir auf. Gerne hätte ich ihr noch viel erzählt. Viel mit ihr gesprochen. Gerne wäre ich oft geduldiger, weniger verurteilend und auch fallweise weniger aufbrausend gewesen. Das ist unwiederbringlich. Ich war zum ersten Mal beim Sterben eines Menschen direkt dabei. Ich war sehr berührt, traurig und gleichzeitig sehr dankbar, dass ich gemeinsam mit meiner Schwester da war.

Mama war 87 Jahre alt. Du wirst sagen, ein schönes Alter! Ja, aber doch ist es sonderbar, wenn die Unwiederbringlichkeit Realität wird. »Ich bin Vollwaise«, ging mir in diesen Minuten durch den Kopf. Ticke ich noch richtig?, fragte ich mich. Ich denke mit 55 Jahren daran, Vollwaise zu sein? Da hat es andere schon viel früher getroffen. Aber so war es nun einmal. Daher gehe mit den Lebenden achtsam um, mit jenen, die du liebst. Wenn sie tot sind, ist es zu spät. Vielleicht sollte man wie auch immer geartete Konflikte noch zu Lebzeiten ausräumen. Wenn die Kontrahenten tot sind, ist es zu spät. Allerdings ist es nie zu spät, dem Drehbuch des Lebens eine Wendung zu geben, eine neue Orientierung. Wenn du bereit bist für eine Neuorientierung, für eine Veränderung, dann handle! Entwirre die Knoten. Was heißt Leben? Leben heißt erfahren und erleben. Und zwar durch Handeln, Fühlen und Denken. Also handle, fühle und denke! Ich machte diese Erfahrung in mehreren Familienaufstellungen im Rahmen meiner Ausbildung. Wie wohl ich derartigen »Abenteuern« sehr skeptisch gegenüberstand. Meine Schwester berichtete mir vor langer Zeit von ihren diesbezüglichen Erfahrun-

Handle, fühle und denke!

gen. Und da sie ein Mensch ist, der es mit seinen Mitmenschen und vor allem jenen, die er liebt, nur gut meint, gab sie mir den Rat, eine Familienaufstellung zu machen. »Es wird dich versöhnen«, meinte sie. Versöhnen? Ich will mich nicht versöhnen. Ich streite mit niemandem. Versöhnen? »Nein«, sagte sie, »versöhnen mit dir selbst. Aussöhnen. Ins Reine kommen.« Damals dachte ich mir, oh mein Gott, was soll denn der Blödsinn. Ins Reine kommen? Mit mir. Versöhnen? Mit wem? Jaja... Jahrzehnte später erkannte ich, dass sie recht hatte. Und das tat weh. Das führte zu emotionellen Ausbrüchen und innerer Aufgewühltheit, die ich nie für möglich gehalten hätte.

Die systemische Aufstellung

Ich lernte den schon erwähnten Psychiater und Familienaufsteller Dr. Karl Heinz Domig und seine Frau Daniela während meiner Bregenzer Ausbildungszeit kennen. Daniela ist Psychotherapeutin. Eine empathische, kommunikative, kluge Frau. Bei und mit Daniela haben meine Mitstudierenden und ich viel über uns selbst erfahren. In manchen Fällen vielleicht sogar zu viel … Selbsterfahrung in einem ungewohnten Rahmen, mit ungewöhnlichen, aber umso wirksameren Methoden. Spannend, berührend, heilend, aufwühlend. In der Arbeit mit den Domigs wurde ich zum zweiten Mal im Leben mit dem Thema Familienaufstellung konfrontiert. Ich erzählte damals von meinen ehemaligen Angstzuständen, von meinen Expanikattacken und es tauchte die Frage nach den Ursachen auf. »Interessiert mich nicht!«, war meine schon abgedroschene Antwort. Karl Heinz meinte, dass Angst und Panik oft zustande kommen, auch wenn scheinbar kein Grund vorhanden ist. Man erkennt bei derartigen Angstzuständen keinen Kontext und damit ergibt sich die Frage: Gehört diese Angst überhaupt zu mir? In Form einer Verstrickung? Gehört die Angst vielleicht sogar zu einer anderen Person, bei der sie berechtigt war? Ich verstand die meisten dieser Fragen nicht. Verstrickung? Was soll denn das sein?

Folgendes habe ich erfahren: Vorgeburtlich bekommen Kinder alles mit – emotional. Wir sind mit den Geschichten und Schicksalen unserer Eltern und Ahnen fest und dicht verbunden. Reihen von Ahnen stehen hinter uns, Tausende … die alle durch dich hindurchgehen. Alleine bis zur fünften Generation sind das 32 Personen. Und jeder hat das Seine weitergegeben. Das Gute, das weniger Gute, das Schlechte. So lange, bis es bei mir, bei dir landet. Bei unseren Kindern geht das weiter. Vorweg möchte ich sagen: Ich habe auch ungläubig den Kopf geschüttelt, als ich das alles zum ersten Mal hörte. Heute weiß ich, dass das alles stimmt und nicht anders sein kann. Weil ich es am eigenen Leib erlebt habe. Der »Vater« der Familienaufstellung, der deutsche Familientherapeut Bert Hellinger, hat bei seiner Forschungsarbeit drei Basisordnungen der Liebe erkannt, die seine Familienaufstellung prägen: 1) Das gleiche Recht auf Zugehörigkeit, 2) die Rangordnung und 3) Geben und Nehmen. Das heißt unter anderem: Alle, die zu einer Familie gehören, haben das gleiche Recht dazu. Sobald einem Mitglied der Familie diese Zugehörigkeit verweigert wird, entstehen unweigerlich massive Folgen. Viele Probleme in einer Familie, auch Krankheiten, haben laut Hellinger ihre Wurzel oft im Ausschluss eines Familienmitglieds. Für Familienausschlüsse kann es viele Gründe und Formen geben: Streitigkeiten, Tabuverstöße und auch Trennungen. Abgelehnt zu werden, ist schlimm. Die Kernfrage ist: Wer gehört zum Familiensystem? Hellinger sagt, dass jeder Teil seiner Familie ist. Und diese Familie ist eingebunden in eine Gruppe. Diese Gruppe wird von einem gemeinsamen Gewissen gesteuert – man kann dieses auch als »Bindung« bezeichnen oder als »Bindungsgewissen«. Daniela Domig hat es folgendermaßen formuliert: »Das Schlimmste für einen Menschen ist es, ›nicht dazugehören zu dürfen‹, wir alle sind von Beziehungen, von Bindungen abhängig. Denken wir darüber nach, wer darf, aus welchem Grund auch immer, nicht dazu gehören? Wer wird in seinen Gefühlen nicht ernst genommen? Wer wird nicht gesehen? Wer hat das Schlimme erlebt, nicht dazugehören zu dürfen?« Und sie meint auch: »Nicht dazugehören zu dürfen, heißt für den Menschen zu sterben!« Wenn wir systemisch arbeiten und uns als zum »Familiensystem« zugehörig sehen und die Familie auch als solches bezeichnen, dann meinen wir damit jene Personen, die Einfluss haben auf die Gegenwart. Das heißt, deren Schicksale uns alle in der Gegenwart beeinflussen können, im Sinne des Bindungsgewissens. Nicht jeder, der mit uns verwandt ist, ist Teil dieses Systems und hat Einfluss auf unsere Gegenwart. Aber es gibt auch Menschen, die nicht mit uns verwandt sind und die dennoch im Sinne des Bindungsgewissens zu unserem System gehören – und zwar, weil sie Einfluss auf unsere Gegenwart haben.

Wir haben in diesen Diskussionen die Frage nach den Ursachen meiner Panikattacken nicht aus den Augen verloren. Eines Tages sprachen wir wieder darüber. Und es stellte sich irgendwann einmal die Frage: Wer hat bei dir und deiner Familie nicht dazugehören dürfen? Was ist passiert? Mir fiel nichts ein. So intensiv habe ich mich mit meiner vertrackten Verwandtschaftsgeschichte nicht beschäftigt, das waren sie mir allesamt nicht wert. Als ich das auch genau so sagte, hakte Karl Heinz nach und verwies mich auf die Verstrickungen mit eben meiner Verwandtschaft. Ob ich diese vielleicht lösen wolle? Durch eine Aufstellung. Oh Gott. Ich und meine Familienaufstellung. Das wäre ein eigenes Buch, was heißt Buch, eine Saga. Woher kamen meine Panikattacken? Da erzählte ich, es war nur im einfachen Gespräch mit Karl Heinz: Als meine Mutter mit mir schwanger war, erkrankte mein Vater schwer. Von der Klinik in Innsbruck rief man sie an und sagte ihr, dass sie kommen möge, mit meinem Vater ginge es zu Ende. Daniela, die dazukam, meinte: »Das ist die böse Nachricht, die deine Mutter bekommen hat. Das ist die Trennung, die Trennungsangst, die sich auf dich übertragen hat. Das ist die Verstrickung.« Es geht um die Emotion, die meine Mutter und ich, in dieser noch unveränderlichen Beziehung in ihr drinnen, verspürten, »Todesangst«, archaisch gedacht von meiner Mutter: Was mache ich, wenn mein Mann nicht auf die Jagd gehen kann? Ich verhungere. Eine Frau, die ein Kind bekommt, braucht Schutz und Hilfe. Das war die Trennung, das war die Angst. Erfreulicherweise hat Vater dann noch viele Jahrzehnte überlebt und wurde 92 Jahre alt.

Das wurde nicht sensationell verkündet, so nach dem Motto »Jetzt haben wir die Lösung!«, es war nur eine durchaus nachvollziehbare, mögliche Erklärung. Für eine Lösung war es ohnehin zu spät. Aber die Aufdröselung der Verstrickung, der Verwicklung, das war heilsam. Und ist es heute noch.

Wer muss also zum System »Familie« dazugehören? Ganz sicher

> **Das Schlimmste für einen Menschen ist es, nicht dazugehören zu dürfen.**

Blutsverwandte. Auf der untersten Ebene die Kinder, einschließlich der Halbgeschwister, auch jene, die tot geboren oder abgetrieben wurden. Dann gehören die Eltern dazu, deren Geschwister (die Onkel und Tanten), aber nicht die Partner der Onkel und Tanten, auch nicht die Cousinen und Cousins. Dazu gehören die Großeltern. Normalerweise nur die Großeltern, nicht deren Geschwister. In Ausnahmefällen, wenn sie ein besonderes Schicksal erlitten haben, dann können sie dazugehören. Und manchmal, jedoch sehr selten, gehören auch die Urgroßeltern dazu. Wer noch? Die Partner der Eltern und Großeltern, auch frühere Partner. Alle, die für jemanden aus der Familie Platz gemacht haben. Zum Beispiel hat die erste Frau des Vaters, wenn sie gestorben ist, Platz gemacht für die zweite Frau. Auch wenn der Vater von der ersten Frau geschieden ist, hat sie ebenfalls Platz gemacht und gehört dazu. Dasselbe gilt für Partner der Großeltern. Es gehören aber auch jene dazu, durch deren Schaden wir einen Vorteil haben. Zum Beispiel, wenn in einer Familie große Reichtümer auf Kosten anderer erworben wurden, auf Kosten von deren Leben oder deren Gesundheit, dann gehören auch alle Opfer dazu. Bei der Familienaufstellung zeigt sich das beim »Vertreten« zum Beispiel darin, dass ein Erbe eines Unternehmens die Firma bankrottgehen lässt – oder das Geld verschleudert. Er identifiziert sich mit den Opfern.

Karl Heinz Domig sagt: Sobald es in einer Familie Mörder gibt, gehören auch deren Opfer dazu. Wenn es in einer Familie ein Opfer gab, das ermordet wurde, gehören dessen Mörder ebenfalls dazu. Der Psychiater weist explizit darauf hin, dass die grundlegende Dynamik hinter einer Schizophrenie ein Mord in der Familie ist. Ein Mord, der manchmal mehrere Generationen zurückliegen kann. Schizophrenie ist laut Domig keine Krankheit – sie ist etwas Systemisches. Opfer und Täter werden aus dem System ausgeschlossen. Vor allem der Mörder – aber auch das Opfer. Angst führt zu einem Ausschluss. In diesem Fall (Schizophrenie) muss nun ein späteres Mitglied der Familie sowohl den Mörder als auch das Opfer vertreten. Diese beiden sind verständlicherweise nicht miteinander versöhnt. Daher spürt der Nachkomme in seiner Seele den Gegensatz zwischen Mörder und Opfer und wird verwirrt. Das System ist schizophren, weil es etwas Unversöhnliches in sich trägt. Ein Familienmitglied muss dieses Unversöhnte übernehmen, oft trifft es jenes Familienmitglied, das die größte Liebe in sich trägt. So zieht sich das durch die verschiedenen Generationen bis in die Gegenwart. Aber weil in einem solchen System alle miteinander in Resonanz sind, können wir etwas in Ordnung bringen, das viele Generationen zurückliegt.[5]

Jene, die ausgeschlossene Familienmitglieder aus früheren Generationen vertreten, leben ein schwieriges Leben und werden selber schwierig. Die Bindung drängt sie in eine Lebensführung und Lebensgestaltung, die sie nicht wollen. Die »Verstrickung« geht über das Lernen aus Erfahrung hinaus. »Verstrickung« heißt, dass die Person Eigenschaften, Charaktermerkmale, Gefühle in sich trägt, die »eigentlich« nicht zu ihr gehören. Sondern die unbewusst übernommen wurden. Laut Bert Hellinger wirken diese Verstrickungen unpersönlich auf andere Personen weiter. Bei Konfliktlösungen mittels Familienaufstellung geht es darum, das Getrennte wieder zusammenzuführen, die Ordnung wiederherzustellen. Das heißt, wenn der Ausgeschlossene wieder gesehen wird und vor allem gewürdigt wird, muss er nicht mehr von anderen vertreten werden.

Bei Aufstellungen spricht man meistens von tragischen Dingen. Niemand kommt mit der Frage: »Warum geht's mir so gut?« Die Leute kommen mit Klagen. Karl Heinz Domig berichtete mir, dass man als »Aufsteller« meist mit Negativem zu tun hat. Wenn du dazu bereit bist, an einer Aufstellung teilzunehmen, egal ob du deine Geschichte aufstellen lässt oder ob du als »Stellvertreter« für andere Teilnehmer und deren Geschichten stehst, dann geht es um deinen Veränderungswillen. Und Veränderung, das haben wir schon mehrfach festgestellt, tut weh. Veränderung ist schmerzhaft, weil ich aus der bisherigen Geborgenheit herausgerissen werde. Das Thema wird nicht vorgegeben, die Kunden kommen mit »ihrem« Thema. Das beginnt bei »Ich habe immer wieder Probleme mit meinem Mann« oder »Mit meinem Kind stimmt etwas nicht«, führt über Depressionen, Schizophrenie bis hin zu körperlichen Krankheiten. Die Leute kommen mit einem Anliegen. Und die Wirkung ist unfassbar, im wörtlichen Sinne un-fass-bar! Man kann nur darüber reden, wenn man es selbst erlebt hat. Wenn man die Emotionen (auch für andere) intensiv und derart deutlich erlebt hat, dass man das Reale fast nicht fassen kann. Es ist schwierig, über die Gefühle zu sprechen, die man dabei erlebt. Ich empfand es als wunderschön und schrecklich zugleich. Nur danach, wenn es vorbei ist, nach 20–30 Minuten, tritt eine versöhnliche Gesamtstimmung ein. Heilend. Die Verstrickung gelöst. Vielleicht bist du jetzt skeptisch. Verstrickung? Was soll denn das sein? Gut so. Skepsis ist nie schlecht. Aber ich schlage vor, lass es, rein von der Information her, einfach zu. Natürlich gibt es viele Menschen, die Aufstellungen gegenüber misstrauisch sind. Viele haben laut Karl Heinz Domig Angst davor, zu viel über sich zu erfahren, sozusagen »schlafende Hunde« zu wecken. Daniela meint, wenn du dich mit dem Systemischen auseinandersetzt, heißt das, dass du dein Bild von dir verändern musst. Nicht willst – sondern musst! Oder deine Meinungen, deine Bewertungen und Urteile ändern musst, vielleicht sogar deinen ganzen Lebensplan. Ich rede hier nicht von einem anderen Beruf, nein, von einer absoluten und rigiden Veränderung deines Lebensplans. Der Skeptiker meldet sich jetzt und sagt: Daran muss man schon auch glauben, dass man, von wem auch immer, irgendetwas übernimmt! Oft hörte ich, wenn ich meine Erlebnisse, meine Eindrücke, die Auswirkungen schilderte: Vielleicht ist es doch ganz anders, wenn es um das Übernehmen von Gefühlen geht. Vor allem: Wo sind die Beweise? Diese fand ich im persönlichen Erleben. Ich bin der Meinung und habe dahingehend auch meine persönliche Einstellung mir unbekannten Dingen oder Sachverhalten gegenüber verändert: Du kannst nur über etwas urteilen, »es« beurteilen, wenn du es erlebt hast. Wenn man es nachhaltig erlebt.

Eine Familienaufstellung ist keine »externe Instanz«, wo du als Kunde, als Teilnehmer Antworten auf Zukunftsfragen bekommst. Kein Blick in die Kristallkugel, auch kein Blick in die Abgründe deiner Seele. Viele haben Angst davor, dass Unbekanntes, Verborgenes, gar Verbotenes »aufgedeckt« oder entdeckt werden könnte.

Bei der Familienaufstellung geht es um »morphische Felder«, das dicht verflochtene Netz zwischenmenschlicher Beziehungen innerhalb von Familien und Generationen. Diese öffnen sich bereits beim Anmelden der Teilnehmer zur Aufstellung. Laut Psychiater Karl Heinz Domig finden genau jene Menschen zusammen, die gut zueinander passen, die einander etwas geben können. Es gibt keinen Zu-fall. Es fällt einem nichts zu. Der Einzelne ist in ein größeres Ganzes eingebunden – in ein Feld, das auf ihn wirkt, ob er das will oder nicht.

Bei der Aufstellung wird die Beziehung der einzelnen Familienmitglieder zueinander erkennbar. Das räumliche Positionieren, der Abstand zwischen den Personen, die Blickrichtung. All das lässt Beziehungsmuster erkennen und sichtbar werden. Ausgeschlossene Personen sind außerhalb des Feldes und stehen meistens abgewandt. Sie werden durch die Aufstellung symbolisch sichtbar gemacht.

Ob man jetzt davon überzeugt ist oder nicht, ob es eine schlüssige wissenschaftliche Erklärung für solche Phänomene gibt oder nicht, du musst es – so du das willst – erleben. Meiner Meinung nach ist deine individuelle Bereitschaft zur Familienaufstellung äußerst wichtig und von größter Bedeutung für das »Funktionieren« und die Wirkung. Du machst das, indem du sagst (und überzeugt bist!): »Ich interessiere mich, ich setze mich aus, ich bin bereit.« Auch der Leiter der Aufstellung muss das übrigens tun. Du überlässt dich dem, was passiert, sonst schließt sich das Feld. Es handelt sich nicht um eine szenische Darstellung oder Vorführung, es geht vor allem um Bereitschaft und Öffnung. Das sogenannte »Freiwerden« – das ist harte Arbeit.

Wenn man für eine Depression in der Familie beispielsweise keine Ursache findet oder keinen Hinweis, dass es einen Anlass gibt, dann kann es passieren, dass man nach reiflicher Überlegung und Recherche herausfindet, dass die Oma auch schon depressiv war. Und dann gibt es vielleicht noch eine Tante … Aha! Jetzt sind wir bei der erblichen Form angelangt. Wir reden von der sogenannten »endogenen Depression« (von innen kommend) – genaugenommen heißt das: Ich weiß nicht, woher sie kommt. Wie man sich diese »Erblichkeit« vom Systemischen, also auch von der Familiengeschichte her anschaut, zeigt dieses Beispiel: Ein 17-jähriges Mädchen wurde klinisch als schizophren eingestuft. Die junge Frau hatte unerklärliche Angstzustände, sie traute sich nicht mehr aus dem Haus, sie hatte Angst vor dem Ertrinken. Doch sie lebte in einem Tal, es gab kein Wasser weit und breit. Die Eltern und das Mädchen suchten einen Psychiater auf. Am Erstgespräch nahmen alle drei teil. Zu Beginn kam gleich die Frage des Psychiaters: »Gehört die Angst zu ihr?« Aus ihrem Lebenskontext ergab sich nichts Auffälliges, was dazugehören könnte. Gab es das Thema Angst in der Familie? Ist etwas Schlimmes passiert? Früher? Der Vater sagte, nein, nichts Besonderes sei passiert. Die Mutter aber sagte nach einiger Zeit plötzlich: »Da war doch etwas. Natürlich! Da ist schon etwas passiert! Dein Bruder ist mit 16 Jahren in den Krieg gekommen, das war 1945, er wurde von Partisanen gefangen genommen und ins Wasser geworfen.« DAS ist die Angst des Mädchens vor dem Ertrinken. Das ist die Verstrickung. Ein ganz schlimmes Schicksal, über das in der Familie nie wieder geredet wurde. Der Vater hatte sich nicht mehr daran erinnert oder nicht mehr daran erinnern wollen. Das 17-jährige Mädchen hatte diese Geschichte nie gehört, es hatte aber das Gefühl, es spürte die »Verstrickung«, dass etwas Schlimmes vorgefallen war. Die Geschichte wurde verdrängt, man erinnerte sich (absichtlich, wegen der Schande?) nicht mehr an sie und dann kam die nächste Generation. So etwas kann bis zu sieben Generationen zurückgehen. Vor allem bei tragischen, schlimmen Geschichten wie Mord oder Totschlag. Der Psychiater hat die 17-Jährige in dieser Sitzung mental in Kontakt mit dem ermordeten Onkel treten und sie Folgendes laut sprechen lassen: »Lieber Onkel, ich würdige dein Schicksal, es ist sehr schlimm, aber es ist dein Schicksal, es gehört zu DIR, damit gehört es auch zu DEINER Würde.« Die Verstrickung wird aufgelöst, indem man ein Gegenüber herstellt. Ein Gegenüber des

Gefühls und der Person. Die Botschaft lautet: Das ist deins! Es gehört nicht zu mir. Ich muss keine Angst haben. Du hast das alles schon durchlebt. Es gehört nur zu DEINEM Schicksal. Was passierte? Die Auflösung der Verstrickung funktionierte, das Mädchen wurde geheilt.

Noch ein Beispiel: Ein Ehepaar kommt mit seinem sechsjährigen Sohn in die Praxis. Nach außen völlig normale, nette, ruhige, friedliche Leute. Der Bub ist augenscheinlich aggressiv, er zeichnet gerne, aber er zeichnet ausschließlich blutige Motive mit Messern, zerstückelten Körpern, Blut etc. Niemand weiß, warum er das macht, und vor allem, woher das kommt. In der Familie ist nichts Besonderes, nichts Außergewöhnliches wahrnehmbar. Auf die Frage des Psychiaters, ob denn bei den Großeltern etwas Außergewöhnliches vorgefallen sei, antwortete der Mann mit »Nein, nicht dass mir etwas erinnerlich wäre!« Die Frau aber sagte: »Da war schon etwas. Dein Opa ist doch erschlagen worden bei einer Rauferei!« Gemeint war der Urgroßvater des Sechsjährigen. In diesem Fall wurde die Täterenergie eindeutig übertragen. Und diese Täterenergie geht laut Dr. Domig weiter. Der Arzt sagt, dass Täter- und Opferenergie in der Regel in der übernächsten oder überübernächsten Generation deutlicher zu spüren sind als in der nächsten. Der Sohn wird keine besonderen Symptome zeigen, aber der Enkel beziehungsweise der Urenkel, wie in diesem konkreten Fall. Das war dann Thema für eine Aufstellung. Eine Aufstellung, an der der Vater teilnahm. Der erschlagene Großvater, das Opfer, MUSS wahrgenommen werden, und zwar von den Eltern, stellvertretend für den Sechsjährigen. Der Vater muss sich mit seinem erschlagenen Großvater, aber auch mit dem Täter auseinandersetzen. Nicht im Sinn von Vorwurf oder Verurteilung – wichtig: kein Urteil! –, auch der Täter muss seine Würde bewahren dürfen. Im Sinne von »Auch ich bin ein Mensch!« Ich fragte: »Wie war das für die Eltern?« Karl Heinz Domig gab dem Vater im Rahmen der Aufstellung sogenannte »Lösungssätze« vor: »Opa, jetzt weiß ich erst, wie schlimm das für dich war, was dir passiert ist …«, zum Täter sagte er: »Es ist passiert, ihr habt euch versündigt, es steht mir nicht zu, dich zu verurteilen.« Wichtig ist: Der Vater darf sich nicht weigern, genau das so zu sagen. Noch einmal: Es geht nicht um Verzeihen, um Akzeptieren, das wäre ja auch höchst sonderbar. Es geht einzig und alleine um Würdigung im Sinne von »Du bist ein Mensch. Du gehörst aufgrund der Geschichte dazu.« Meine Frage war dann, ob das Problem, die zeichnerischen Gewaltausbrüche des sechsjährigen Buben, damit beendet war. Die Antwort lautete, es sei dann erledigt, wenn die Haltung des Vaters auch innerlich stimme. Es geht auch um die Würdigung des Täters. Man kann ein derartiges Problem laut Domig nicht wie eine Aufgabe erledigen. Wenn das Ergebnis ein nachhaltiges sein soll, dann muss die Haltung aufrechtbleiben. Wenn man möglicherweise eine neue Orientierung bekommt, eine neue Haltung einnimmt, dann kann man das Problem, das Thema nicht abhaken. Was passiert, wenn man sich einer Verstrickungslösung verweigert? Wenn man das Ganze nicht glaubt und es als Humbug abtut? Laut Dr. Domig bedeutet das: »Wenn sich jemand weigert, verweigert er das Hinschauen und schützt womöglich seine Nachkommen nicht.« In der Schulmedizin heißt es dann »Vererbung«. Das hat gar nichts mit Vererbung zu tun, es gibt diesbezüglich kein Gen. Das ist der Unterschied zwischen Vererbung und Verstrickung. Es ist die Familiengeschichte, die auf dich wirkt. Und diese Familiengeschichte hat große Konsequenzen für dich. Für jeden von uns.

Die Amerikanerin Virginia Satir († 1988) war eine der bedeutendsten Familientherapeutinnen und Mitbegründerin der systemischen Familientherapie. Sie schreibt in ihrem Buch *Selbstwert und Kommunikation*: *»Es gibt auf der ganzen Welt keinen, der mir vollkommen gleich ist. Es gibt Menschen, die in manchem sind wie ich, aber niemand ist in allem wie ich. Deshalb ist alles, was von mir kommt, original mein. Ich habe es gewählt. Alles, was Teil meines Selbst ist, mein Geist und meine Seele mit allen dazugehörigen Gedanken und Ideen, meine Augen und alle Bilder, die sie aufnehmen, meine Gefühle, gleich welcher Art. Ärger, Freude, Frustration, Liebe, Enttäuschung, Erregung. Mein Mund und alle Worte, die aus ihm kommen, höflich, liebevoll oder barsch, richtig oder falsch, meine*

Stimme, laut oder sanft, und alles, was ich tue, in Beziehung zu anderen und zu mir selbst. Mir gehören meine Fantasien, meine Träume, meine Hoffnungen und meine Ängste. Mir gehören meine Siege und Erfolge, all mein Versagen und meine Fehler. Ich weiß, dass es manches an mir gibt, was mich verwirrt, und manches, was mir gar nicht bewusst ist. Aber solange ich liebevoll und freundlich mit mir umgehe, kann ich mutig und voll Hoffnung darangehen, Wege durch die Wirrnis zu finden und Neues an mir selbst zu entdecken.«

Und das alles hat mit Versöhnung und Frieden zu tun. Wenn wir »normal« gestrickt sind (ich weiß schon, du wirst jetzt fragen, was ist »normal«?), dann wollen wir unseren Fortpflanz behütet aufziehen. Dann meinen wir ihr oder ihm doch immer das Beste, oder nicht? Die Frage ist, ob es aus unserer Sicht tatsächlich das Beste oder aus der Sicht des Kindes oder des Jugendlichen das Beste ist. »Mach das und jenes, die Matura ist das Wichtigste, studiere dies oder das, werde Profifußballer etc.« Viele eigene unerfüllte Wünsche und Sehnsüchte werden in die Kinder projiziert. Ob das gut ist oder nicht … Es handelt sich um sogenannte Ratschläge. Das Wort erzeugt heute noch beklemmende Gefühle und eine Art Hilflosigkeit, wenn ich mir die vielen Ratschläge, die ich zumeist ungefragt in meinem Leben gegeben habe, durch den Kopf gehen lasse. Das kann man sich abgewöhnen, aber es ist leider schwer. Auch die beklemmenden Gedanken wird man wieder los, wenn man sie in eine andere Richtung, in einen richtungweisenden, Nutzen stiftenden Kanal lenkt. Faktum ist: Es wiederholen sich unsere Wörter und Bilder im Kopf, also unsere Gedanken, die Muster bleiben die gleichen wie die unserer Eltern und Großeltern, wenn auch zeitlich angepasst in anderer Form. Die Muster loszuwerden, darum geht es meiner Meinung nach. Freilich nur dann, wenn sie dich belasten, wenn sie mühselig sind, wenn du sie wie schwere Gesteinsbrocken im Dasein herumschleppst und sie dich fallweise zu erdrücken scheinen. Die schweren Steine. »Mir fällt ein Stein vom Herzen« – kommt dir das bekannt vor? Lass die Steine fallen. Leicht gesagt,

Lass die Steine fallen.

wirst du meinen. Du hast völlig recht. Lass die Steine fallen, das hat mit Veränderung zu tun. Und Veränderung heißt, dass du etwas ändern musst. Etwas ändern, wenn du mit deinem Leben, deiner Lebensqualität, deinen Lebensumständen nicht zufrieden bist. Wenn es dir in deinem Privatleben, in deinem Berufsleben oder in einer anderen Lebensrolle nicht gut geht. Die Muster, die Indispositionen ziehen sich wie ein roter Faden durch das Leben jedes einzelnen Menschen. Dieser rote Faden reicht weit zurück. Generationenweit. Reicht zurück in das Familiensystem eines jeden Menschen. Und er verknüpft auch auf magische Art und Weise die einzelnen Menschen eines Systems miteinander. Selbst dann, wenn sie sich nicht kennen und nichts von der Existenz des jeweils anderen wissen. Diese Verbindung beeinflusst, bindet oder unterstützt, egal, ob man sich dessen bewusst ist oder nicht.[6]

Nimm dir jetzt eine halbe Stunde für dich. Leg das Buch nicht weg, es stört dich nicht, du kannst auch im Stehen weiterlesen! Mach ein paar tiefe Atemzüge, atme ein, länger aus, nur ein wenig, wieder ein und wieder aus. Lass dir Zeit! Vielleicht öffnest du kurz das Fenster und lässt frische Luft herein. Sauerstoff! Jetzt möchte ich dich einladen, dich zu entspannen. Das kannst du mithilfe einer Meditation tun oder einfach mit Musik. Ich empfehle dir überhaupt, aus meiner Erfahrung heraus, Texte oder Musikstücke, die dich berühren, zu sammeln. Ich habe eine CD, auf der zahlreiche Meditationen sind, die mir guttun. Ich habe eine andere CD mit Musikstücken, mit Entspannungsmusik, mit Aktivierungsmusik, die mir guttut. Ich habe eine Fitness-CD mit einer Musikzusammenstellung, die mich garantiert aufweckt und motiviert. Die Arbeit kannst du dir antun, es lohnt sich. Weil du je nach Stimmung genau weißt, wohin du greifen kannst, um deine Text- und Musikfavoriten sofort zu finden und zu verwenden. Zusätzlich habe ich alle meine Texte und Musikstücke auch auf meinem Laptop stets griffbereit.

Heilen/Ordnung

Weil ich von »Heilen« und »Versöhnung« gesprochen habe: Ich hatte unter vielen anderen ein spezielles, berührendes Erlebnis während meiner Mentalcoach-Ausbildung in Bregenz. Wenn ich mich richtig erinnere, war es im Fach »Selbsterfahrung«. Wir wurden in der Gruppe eingeladen, einen sogenannten »Healing Song«, ein »Heilungslied«, gemeinsam zu singen. Das muss man sich vorstellen – ich singe einen »Healing Song«, ja genau. Mehr brauche ich nicht, dachte ich zuerst, skeptisch und unflexibel. Wie leider meistens. Es würde eventuell nicht schaden, wenn man in manchen Situationen flexibler, offener, zugänglicher, harmonischer wäre. Oder anders als gewohnt reagieren würde. Der Text lautete: *»I am with you, that I might heal, You are with me, that you might heal. We are together, that we might heal, we are healing, that we might love.«* Der Refrain wiederholt sich einige Male, auch der Grundtext, das ganze Lied dauert etwa sieben Minuten. Wir standen im Halbkreis und sangen den »Healing Song«. Der Text stand auf einer Flipchart. Erwachsene Menschen sangen einen »Healing Song«. Das war anfangs sonderbar. Die Stimmung wurde auch sonderbar, eigenartig, positiv. Es lag etwas in der Luft. Es schwang. Und dann geschah etwas Unfassbares: Wir begannen uns an den Händen zu halten und weiter dieses Lied mit dem immer wiederkehrenden Refrain zu singen. Wir hielten uns an den Händen. Es spielte absolut keine Rolle, wer neben mir stand, links oder rechts. Egal ob Frau oder Mann. Wir hielten uns an den Händen und sangen gemeinsam aus vollem Herzen dieses Lied. Manchen rannen die Tränen herunter. Keiner genierte sich dafür. Es war erhebend, berührend. Es war heilsam. Musikalisch betrachtet ist »Healing Song« von Phyllida Anam-Aire (zu hören auf der CD *Heilsame Lieder*) kein besonders komplexes Stück, aber es erreicht die Seele. Hin und wieder, wenn ich in Stimmung bin, höre ich es mir an.

Und immer noch erreicht es meine Seele. Auch jetzt, während ich diese Zeilen schreibe, höre ich den »Healing Song«.
»Heile dich, indem du die Steine fallen lässt!« Diesen Tipp gab mir eine Therapeutin in meiner schweren Zeit. »Heile dich, indem du aufräumst, indem du Ordnung schaffst.« Erinnerst du dich, vor rund 50 Seiten habe ich dieses Thema angesprochen. Weg mit allem Überflüssigen! Ich war auch in diesem Punkt, wie in mehreren Lebenssituationen, radikal und räumte auf. Ich trennte mich von Überflüssigem, oder was ich dafür hielt. Ich schaffte Ordnung und ich begann mit meinem Schreibtisch. Ich war nie ein »kreativer Chaot«, ich brauchte Ordnung, um nicht abgelenkt zu werden und durch sinnloses Suchen oder Übersehen von wichtigen Notizen Zeit zu verlieren. Ich werde dich jetzt nicht mit Anleitungen eines »aufgeräumten Schreibtisches« belästigen, aber eine Bemerkung gestatte mir: Räume alles weg, was du nicht ständig benötigst. Entsorge gnadenlos die Störer, die Hemmer und die vielen Unnötigkeiten, die dich belasten. Entweder erledigst du etwas sofort oder du verwandelst die Notiz/den Zettel/den Hinweis in eine Aufgabe (mit Termin!), legst das Papier ab oder wirfst es weg. Diese vier Möglichkeiten hast du. Aber ich merke, ich gleite schon wieder in die kognitive Ebene ab, Zeitmanagement ist nun einmal ein wichtiges Thema für mich. Der Schreibtisch. Hier Ordnung zu schaffen, braucht Zeit. Ebenso, wenn du dir vornimmst, die Garage oder den Keller aufzuräumen, Kleidung auszusortieren, die Küche zu putzen, gründlich, meine ich, mit Schubladen heraus und überhaupt. Du weißt, was ich meine. Der Putzfimmel meldet sich … Da hilft dir kein Mental-Coaching, da ist das sogenannte Potenzial-Coaching angesagt. Ich erwähne das deshalb, weil es für mich eine große Hilfe war und ist. Es ist eine Methode, die zielführend, effizient und befriedigend ist. Ich verrate dir, wie das geht: Zuerst definierst du dein Problem (dein Vorhaben), das du schon lange hinausschiebst, das dir in Gedanken lästig ist und das du endlich erledigen möchtest. Bleiben wir beim Schreibtisch, den wir aufräumen wollen. Nimm einen DIN-A4-Zettel zur Hand und schreibe als Überschrift links oben in das erste Drittel REALITY, in

die Mitte OPTIONS und rechts oben in das letzte Drittel GOAL. Alle drei Begriffe in dieselbe Zeile. Wir haben also einen »Ist-Zustand« (=Reality) und fragen uns: Was ist das Problem beziehungsweise die Arbeit, der Vorsatz? Der Buchstabe »R« steht für Reality. Darunter schreibst du in unserem Fall: »unaufgeräumter Schreibtisch, Chaos pur, Zettel liegen herum, CDs, ich finde die Sachen, die ich brauche, nur sehr schwer, das kostet Zeit, keine Ordnung, keine Orientierung ...« Dann brauchen wir Optionen (Options), um einen guten Start für unsere Tätigkeit zu finden. Also: Buchstabe »O« für Optionen/Möglichkeiten. Die Frage lautet: Was ist zu tun? Hier schreibst du alle Punkte auf, die zu erledigen sind, um den Schreibtisch aufzuräumen. Und vergiss nicht die Reihenfolge deiner Tätigkeiten zu nummerieren.

Was musst du alles machen, um den »Idealzustand« deines Schreibtisches für dich zu erzielen beziehungsweise zu erreichen? Ordner kaufen, Schachteln für CDs besorgen, Unmengen wegwerfen? Was konkret brauchst du, um deinen Schreibtisch in Ordnung zu bringen? Und was willst du als Erstes tun? Notiere alle Punkte in der Reihenfolge deines Tuns vom Anfang bis zum Schluss. Letztendlich haben wir ein Ziel. Der Buchstabe »G« steht für Goal. Hier schreibst du auf, wie es sich für dich NACH getaner Arbeit präsentieren und anfühlen wird. Du wirst einen aktualisierten, sauberen und ordentlichen Schreibtisch sehen, Übersicht und Durchblick haben und zufrieden und stolz sein. ROG. Reality, Options, Goal.

> **Heile dich, indem du aufräumst, indem du Ordnung schaffst.**

Du hast also drei Spalten auf diesem Zettel, die du nacheinander wie beschrieben ausfüllst. Dann nimm dir bitte den Platz im unteren Drittel des Zettels vor, mach einen waagrechten Strich und schreibe: 1) WANN? (Das heißt, wann ist der Termin, an dem du deine Aufgabe angehst?), Datum und Uhrzeit. Ja, auch von wann bis wann. Nächste Zeile: Welche etwaigen Hindernisse könnten auftauchen, die mich daran hindern, es zu tun? Das heißt, wer oder was könnte dich daran hindern, die Aufgabe zu erledigen? Aufschreiben! Du musst diesen Termin blockieren, das heißt, nichts anderes wird diesen Termin ersetzen (außer ein Notfall natürlich). Trage diesen Termin in deinen Kalender als PFLICHTTERMIN ein. Und falls du Unterstützung brauchst, schick einer guten Freundin oder einem guten Freund eine E-Mail mit einem Foto VOR der Arbeit und einem NACH der Arbeit. Und die letzte Frage: Wie bewertest du selbst die Chance, dass du jetzt deinen Schreibtisch aufräumst? Dass das so klappen wird, wie du dir das vorstellst? Auf einer Skala von eins bis zehn. Mindestens neun oder zehn Punkte wären ideal ... Potenzial-Coaching, anzuwenden in jeder Lebenslage.

Individuum – ICH-Rolle

Übrigens, da fällt mir wieder einmal ein: Wer ist der wichtigste Mensch in deinem Leben? Der absolut wichtigste, bedeutendste, gewichtigste Mensch? Wer hat den größten Stellenwert, wer hat Größe, Rang, Relevanz, Tiefe, Tragweite, Wert und Ansehen? Wer spielt die Hauptrolle in deinem Lebensfilm? Wer, wenn nicht du? Und wenn nicht du, warum nicht? Mach eine kurze Pause und stell dich vor einen Spiegel. Jetzt. Nimm das Buch und stell dich vor einen Spiegel. Was siehst du? Lächle ein wenig. Ja, schon besser. Ein wenig freundlicher. Du schaust jetzt dem wichtigsten Menschen in deinem Leben in die Augen! Jawohl, da kannst du Gegenargumente bringen so viele du willst, das hilft dir nicht. DU bist der wichtigste Mensch in deinem Leben. Nicht dein Partner, nicht dein Kind, nicht deine Eltern, nicht die Lehrer und schon gar nicht dein Vorgesetzter. DU bist der wichtigste Mensch in deinem Leben. Wenn du das erkennst, wenn du das verinnerlichst und vor allem, wenn du das auch lebst, dann geht es dir von Tag zu Tag in jeder Hinsicht besser und besser. Am besten, du beginnst heute und jetzt damit. Möglicherweise wirst du einwenden, das geht so nicht. Ich habe von meinen Eltern gelernt, dass man nicht egoistisch sein darf/soll usw. Ja, sie hatten damals und haben heute recht. Egoismus ist keine lobenswerte Eigenschaft. Was heißt denn »egoistisch sein«? Es bedeutet, eigennützig zu sein, ich-bezogen, ich-süchtig oder gar selbstsüchtig. Egoismen sind per definitionem Handlungsweisen, bei denen einzig der Handelnde selbst die oberste persönliche Handlungsweise bestimmt. Dabei geht es aber zumeist um den eigenen Vorteil des Handelnden. So, jetzt haben wir es. Ist es dir aufgefallen? Es geht beim Egoismus um den eigenen Vorteil. Nein, das ist nicht unsere Absicht dahinter. Es geht um den eigenen Status, das Erkennen, das Grenzziehen usw. – darum geht es in diesem Buch. »Egoismus« wird auch oft und meistens abwertend als Synonym für rücksichtsloses Verhalten verwendet. Wie die meisten Mitmenschen dazu sagen: Egoismus ist »unanständig«. Bravo. Unanständig. Das wollen wir doch nicht sein. Da könnten sich ja die Nachbarn oder die Verwandten oder die Arbeitskollegen das Maul über uns zerreißen. Ein außerordentlich beunruhigender Gedanke. Oder bist du schon so weit, dass es dir egal ist, was andere über dich sagen und denken? In einem bekannten Bibelzitat heißt es: »Du sollst deinen Nächsten lieben wie dich selbst.« Liebst du dich? Magst du dich? Wie gehst du mit dir um? Wie behandelst du dich? Das sind meiner Meinung nach sehr wichtige Fragen in unserem Leben. In unserem Leben … Wie lange sind wir denn auf dieser schönen Welt? Laut Wikipedia werden die Frauen in Mitteleuropa durchschnittlich rund 83 Jahre alt, die Männer 77,5. Wenn man länger leben möchte, könnte man als Mann auch ins Kloster gehen, wenn man der deutsch-österreichischen Klosterstudie Glauben schenkt – im Vergleich zur Allgemeinbevölkerung ist die Lebenserwartung von Mönchen um rund 4,5 Jahre höher als die der männlichen Allgemeinbevölkerung … Warum wohl?

Der wichtigste Mensch in deinem Leben bist also du. Gut möglich, dass deine engere Umgebung befremdet reagiert, wenn du das auch so sagst. Das musst du ja nicht, denken genügt. Vor allem musst du es leben! Aus der Sicht der anderen stimmt etwas nicht. Auch wenn du deine Ich-Rolle nicht explizit betonst oder sie lebst, spüren deine Mitmenschen, dass etwas anders ist. Dass es nicht mehr so ist, wie sie es gewöhnt sind. Weil es einfach anders ist als bisher. Du funktionierst nicht mehr (ganz) so, wie die anderen es erwarten. Dein Partner, deine Kinder, deine wenigen Freunde (und ich sage dir, es werden im Laufe des Lebens immer weniger), deine Bekannten, deine Arbeitskollegen usw. Du funktionierst nicht mehr, wie sie das wollen und erwarten. Ja, das WAR deine Rolle. Das Funktionieren, das geplante Reagieren und Agieren, das verlangte Handeln, das erwünschte Tun. Das warst nicht du. Sondern die anderen. Die zukünftigen Exfreunde und Exbekannten.

Es tut übrigens sehr gut, wenn du einmal im Jahr deine Kontakte im Mobiltelefon überprüfst und all jene löschst, mit denen du ein Jahr lang keinen Kontakt hattest. Dann lösche jene, die dir nicht guttun. Du wirst sie nicht vermissen. Dieser Schritt erspart dir künftig Nerven und vor allem Zeit. Professor Lothar Seiwert, Europas führender Experte für Zeit- und Lebensmanagement, beantwortet die Frage »Wie werde ich schlechte Gefühle los?« in folgendem Sinne: Je länger Frustration, Ärger und Schuldgefühle in dir andauern, desto mehr breiten sich diese Gefühle aus. Das kann uns im Ernstfall unsere Gesundheit, unsere Freude, unsere Freunde und auch unsere Arbeitsstelle kosten. Es gibt zweifelsohne zahlreiche wirksame Strategien und Techniken, mit denen du – Voraussetzung ist eine regelmäßige Anwendung! – deine Lebensqualität steigern kannst und auch deine ewigen »Owezahrer« besiegst. Gemeint sind damit deine Energieräuber, die Blockierer, die Manipulierer, die Störfilme, die ständig in deinem Gehirn ablaufen, alles, was dich negativ beeinflusst.

Erlaube es niemandem mehr, dich ungerechtfertigt zu kritisieren!

Regel Nummer 1: Lass dich nicht mehr runtermachen! Erlaube es niemandem mehr, dich ungerechtfertigt zu kritisieren! Im Ernstfall kannst du darauf mit »Ich möchte nicht, dass Sie so mit mir reden!« reagieren. Die »Ich-Botschaft« wirkt Wunder, du wirst es sehen und spüren, wenn du sie anwendest. Nicht: »Das kann man doch so nicht machen!«, sondern »Ich möchte nicht, dass das so geschieht!«

Regel 2: Lass dich nicht mehr mit Schuldzuweisungen manipulieren! Es kommt leider vor, dass Partner, Eltern, Geschwister, Freunde, Chefs versuchen, das Schuldprinzip auf dich anzuwenden. Egal, wer es ist, verstumme, sag nichts, rechtfertige dich vor allem nicht und lass dich nicht provozieren. Schau dir dein Gegenüber nur an. Es gehören immer zwei zu einem Spiel. Reagiere nicht auf Schuldzuweisungen.

Regel 3: Sprich nicht mehr schlecht über andere! Diskutiere nicht mehr mit, wenn es um die Schuld anderer geht! Lehne es, auch in der Gruppe, ab, über das Verhalten anderer (zumeist unwichtiger Personen) herzuziehen. Du wirst bald merken, dass dir das Kraft gibt.

Regel 4: Lass dich nicht mehr provozieren! Wenn dich jemand reizt oder ärgern will, dann reagiere einmal ganz anders als erwartet: »Du hast heute vielleicht einen schlechten Tag, ist schon gut...« Die Verblüffung wird augenscheinlich sein, glaube mir.

Regel 5: Nimm nichts mehr persönlich! Du kannst dich nur in dem Maße über etwas ärgern, in dem du dich persönlich damit identifizierst. Wenn du aufhörst, die Dinge auf dich zu beziehen, dann bekommst du die Kontrolle über deine Gefühle. Probier es aus und reagiere nicht mehr gekränkt oder beleidigt. Es funktioniert!

Die wichtigste Regel in diesem Zusammenhang ist Regel Nummer 6: Übernimm selbst Verantwortung und schiebe die Schuld an deinem Unglück nicht mehr anderen zu! Über 99 Prozent deiner negativen Emotionen resultieren daraus, dass du die Schuld für dein Unglück anderen gibst. Dein neuer Kernsatz lautet: »Ich übernehme Verantwortung!«[7] Und lerne »Nein« zu sagen. Das ist das wichtigste Wort überhaupt. »Nein« sagen, ohne Begründung und völlig unpersönlich. Wenn du »persönlich« sein kannst, dann darfst du selbstverständlich auch »unpersönlich« sein. Warum auch nicht? »Unpersönlich« bedeutet nicht »unfreundlich«. Dieser Unterschied sollte dir bewusst werden.

> **Wann, wenn nicht jetzt?**
> **Wo, wenn nicht hier?**
> **Wer, wenn nicht wir?**
> Rabbi Hillel

Meine guten Eigenschaften

Sind unsere Gedanken und daraus resultierend auch unsere Handlungen gut für uns? Heilsam? Nutzen stiftend? Wie heißt es in der Bibel: »Liebe deinen Nächsten wie dich selbst.« Ich möchte dem weltweit meistgelesenen Literaturwerk nicht widersprechen, aber das ist doch vermessen. Es sollte doch andersrum heißen – also: »Liebe dich selbst wie deinen Nächsten.« Das ist mir erst kürzlich wieder in einem Gespräch mit der von mir sehr geschätzten Kollegin Gabriele Kofler aus Bregenz aufgefallen und hat (wieder) etwas bewirkt. Gaby Kofler ist ausgebildeter akademischer Mentalcoach. Sie meinte, wenn man sich selbst nicht liebt, dann kann man doch dem Nächsten, also dem anderen nichts Gutes tun. Weil dadurch übertrage ich dem Nächsten die Verantwortung, dass er so reagieren muss oder sollte, wie ich das möchte. Unter der Annahme, dass ich nur gut zu dir bin, wenn du so und so reagierst. Und zwar genau so, dass es mir gefällt. Der andere, der Nächste muss dann dankbar sein, mir möglicherweise Anerkennung geben, die ich mir nicht geben will. Ich übertrage die volle Verantwortung, und das ist unverantwortlich und anmaßend.

    Ich erzähle diese kleine Geschichte manchmal in meinen Seminaren, Workshops und Referaten und sage dabei auch, dass ICH mich noch nicht lieben würde. So weit wäre ich noch nicht, aber: Ich bin dabei, mich täglich ein ganz kleines Stück lieber zu haben, mich mehr zu mögen. Vom Lieben bin ich noch ein wenig entfernt. Auch die Beantwortung der Frage »Mag ich mich?« war für mich anfangs problematisch. Schon alleine die Fragestellung kam mir sonderbar und unpassend vor. Fragst du dich, ob du dich magst? Tu es einmal, das ist eine interessante Erfahrung. Anfangs könnte es sein, dass dir das peinlich ist, wie überhaupt die ganze Thematik beschwert ist durch verschüttet geglaubte, aber immer noch präsente Gedanken und Handlungsmuster. Magst DU dich?

Willst du es tatsächlich wissen? Was schätzt du an dir? Was sind deine guten Eigenschaften? Nicht: Hast du gute Eigenschaften, Talente etc., sondern welche sind deine guten, positiven Eigenschaften? Beantworte diese Frage gleich jetzt und hier! Leg das Buch kurz weg. Schreib die Antworten handschriftlich auf – mit Bleistift –, auf einen Zettel. So viel Zeit hast du. Mach dir keinen Druck. Ich warte. Also, welche sind deine guten Eigenschaften? Fallen dir zwei oder drei ein? Wie siehst DU dich, nicht die anderen. Vielleicht denkst du jetzt: »Ich habe keine gute Eigenschaften!« Stimmt nicht. Jeder Mensch hat auch gute Seiten. Vielleicht bist du besonders pflichtbewusst, pünktlich, liebevoll, kommunikativ, hilfsbereit, interessiert … Schreib es auf!

Wenn du selber nur schwer über deine guten Eigenschaften schreiben oder reden kannst, dann frage andere. Interviewe Menschen in deiner näheren Umgebung, wie sie dich sehen. Frage sie, was sie von dir halten. Welche guten Eigenschaften, Talente sie in dir sehen. Führe einmal folgende interessante Übung durch, das sogenannte »Talente-Brainstorming«. Brainstorming bedeutet wörtlich übersetzt »Hirn-Stürmen«. Dabei handelt es sich um eine Methode, die in den Fünfzigerjahren von Alex Osborn entwickelt wurde. Prinzipiell geht es um eine Ideensammlung, um das spontane Zusammentragen von Ideen, ohne diese zu hinterfragen oder gar zu kritisieren. Im Mittelpunkt steht die Menge der Ideen, die Quantität, nicht die Qualität. Und wichtig: Alle Ideen werden aufgeschrieben. Beim »Gratis Talente-Brainstorming« geht es hauptsächlich um das Selbstvertrauen. Mit dieser Übung kannst du Selbstvertrauen und Stärke tanken. Du gehst zu Menschen deines Vertrauens (Partner, Eltern, Geschwister, Freunde) und fragst sie: »Was habe ich deiner Meinung nach für Stärken?«, »Was siehst du in mir für Stärken?«, »Was habe ich drauf?«, »Was kann ich besonders gut?« Wichtig ist, dass du nichts erklärst, also keinen Erklärungsnotstand hast, es soll sich auch keinesfalls eine wie immer geartete Diskussion entwickeln (Warum machst du das? Warum willst du das wissen?). Sag einfach: »Ich mache einen Selbstversuch und bitte dich, zwei, drei Fragen zu beantworten, ist das ok für dich?« Wenn dein Gegenüber dann hoffentlich und erwartungsgemäß Ja sagt, dann starte deine Fragen, notiere die Antworten und bedanke dich. Du wirst verwundert, überrascht und erfreut sein, welche Stärken deine Umgebung in dir sieht. Auf keinen Fall darfst du die Übung ins Lächerliche abgleiten lassen.

Man macht sich leider, und das ist eine Art Übersprungshandlung, manchmal über sich lustig, vor allem, wenn es um das eigene Individuum geht. Du kennst das aus Situationen, wenn du gelobt wirst. »Das hast du aber großartig gemacht!« Deine Reaktion fällt meistens so aus: »Nein, nein, das war nicht so außergewöhnlich …« und innerlich windest du dich. Kommt dir das bekannt vor? Man reagiert aus Verlegenheit, aus einem falschen Stolz heraus so. Lass es einfach zu, wenn deine nächste Umgebung Stärken, Talente, Fähigkeiten an dir sieht und sie auch klar und deutlich benennt. Und dann, wenn du deine Talente, deine Stärken, deine guten Eigenschaften – die andere in deiner Umgebung an dir wahrnehmen – handschriftlich notiert hast, stell dich aufrecht hin und lies mit kräftiger Stimme in der Ich-Form deine guten Eigenschaften vor. »Ich bin …, ich habe … usw.« Du wirst sehen und spüren, dass das viel mit dir macht. Das macht dich größer, das macht dich stärker, das macht dich selbstbewusster, das macht dich bedeutungsvoller. Du bist dir deiner Bedeutung und deiner Ich-Rolle mehr bewusst. Selbst-bewusster. Ja, du hast Bedeutung. Eine größere, als du denkst. Wichtig ist, dass du die Übung ernsthaft machst.

Ich mache jetzt eine kleine Pause. Das könntest du auch tun. Beweg dich ein bisschen. Mach Gymnastik oder einen kleinen Spaziergang. Bis später.

> Was sind deine guten Eigenschaften?

Der erste Schritt zur Therapie

Der damalige ORF-Informationsintendant Rudolf Nagiller bot mir ein Coaching an. Und zwar unter dem Aspekt, dass mir das »Umgehen mit der großen Popularität« aufgrund der ZIB-Moderation erleichtert werden sollte. Zumindest nehme ich an, dass das seine Beweggründe waren. Ich fand und finde das ausgesprochen bemüht und wertschätzend, dass sich das Unternehmen, in Person des Informationsintendanten, auch darum kümmerte. Damals. Ich nahm das Angebot dankend an und fand mich einige Tage später, zum vereinbarten Zeitpunkt, an der angegebenen Adresse ein. Da traf ich sie zum ersten Mal, Christine Bauer-Jelinek. Eine streng wirkende (es sollte sich schnell herausstellen, dass ich mich nicht täuschte) Frau, ein wenig einer Pädagogin ähnlich, freundlich, kompetent, sehr professionell und doch etwas unnahbar. Ein Widerspruch in sich, aber ich fühlte es damals und sehe es auch heute noch so. Sie war ein Mensch, der mich sogleich durchschaute. Das war auch zu erwarten und fast vorhersehbar, denn Frau Bauer-Jelinek hatte sich auf die Psyche und die Mechanismen derselben spezialisiert. Frau Bauer-Jelinek, deren Namen ich selbstverständlich nur nach Rücksprache mit ihr an dieser Stelle erwähne, ist Wirtschaftscoach und Psychotherapeutin und begleitet Menschen bei Karrieren, Krisen und Neuanfängen. Heute leitet sie das Institut für Macht-Kompetenz in Wien und schreibt interessante Bücher über die geheimen Spielregeln der Macht.

Bei dieser Frau landete ich also. Zwecks Coaching im Umgang mit meiner wachsenden Popularität. Du wirst dich fragen, wozu man in diesem Fall ein Coaching, eine therapeutische Begleitung braucht. Das fragte ich mich damals auch. Heute weiß ich es, und ich würde es verpflichtend allen Damen und Herren, die auf dem Bildschirm auftauchen, verordnen. Zu deren Wohl und Vorteil. Man hat als TV-Moderator einen 24-Stunden-Job. Nicht ganz, weil hin und wieder schläft man ja auch. Aber außerhalb des »geschützten Bereiches« ist man Allgemeingut. Die Zuschauer haben oft das Gefühl und die Meinung, dass du ihnen gehörst. Weil sie Gebühren zahlen und du täglicher Gast in ihren Wohnzimmern bist. Ich erzähle dir ein Beispiel: Szene im Supermarkt. »Jessas, san S' es oda san S' es ned?« So beginnt der Dialog in den meisten Fällen. Daraufhin ich: »Ja, ich bin es.« Die gute Frau, ermutigt durch meine freundliche Reaktion: »Im Fernsehen san S' vü blader.« Lustig, wirst du sagen. Ist es auch. Ich rede auch gerne mit meinen Mitmenschen. Mit meinen Kunden, oder? Sind das alles meine Kunden, die Zuschauer? Ja, ich denke schon. Lustig und lieb, wenn es nicht zehn Mal hintereinander passiert und wenn es nicht grenzüberschreitend wird. Das Erkannt- und Angesprochenwerden ist okay, das freut mich auch meistens, aber: Das Angegriffenwerden (nicht im Sinne von attackiert), Berührtwerden, im Gesicht, vornehmlich an der Wange getätschelt oder sonst wo, das geht gar nicht. Das ist mehr als grenzwertig und absolut grenzüberschreitend. Tätscheleien werden von mir auch rasch und dann nicht mehr freundlich, sondern unpersönlich abgedreht. Früher sagte ich immer mit einem Schuss Halbironie, dass mich lediglich meine Frau und meine beiden Kinder berühren dürften, bei meiner Mutter sei ich mir da gar nicht mehr so sicher. Seit meine Mama nicht mehr lebt, unterlasse ich diesen blöden Spruch. Mit dem Auftauchen in der *ZIB* wurde ich österreichweit öfter erkannt. Und öfter berührt. In Wien ist das nicht ganz so intensiv, da kümmert sich ja fast keiner um dich, in der Großstadt laufen viel prominentere Gestalten herum, Politiker, Schauspieler, Fußballer usw., da bist du als Moderator nicht so interessant. Aber im heiligen Land Tirol, wenn ich auf Heimaturlaub war und bin, oder am Land bei uns in Niederösterreich, da ist das noch etwas anderes.

Und dahingehend – Umgang mit der eigenen Popularität – sollte ich damals also gecoacht werden. Die Popularität hat nichts, aber gar nichts mit der eigenen Wichtigkeit zu tun. Darauf kommt man im Lauf der Jahre selbst. Je schneller, desto besser für einen. Die Tatsache, dass du einer von wenigen bekannten Ansagern bist, das ist ein Faktum und auch gut so. Auf der anderen Seite kannst du auch ganz schnell wieder weg vom Fenster sein. Das muss dir klar sein. Das hängt sehr davon ab, ob du Quote bringst, ob dich die Zuschauer mögen und ob dich der Chef oder die Chefin mögen. Wenn sie dich nicht mögen, dann sei nicht beunruhigt, die werden relativ schnell abgelöst und vielleicht ändern sich dann ja auch die Geschmäcker und Vorlieben. Es ist eine ständige Gratwanderung und für einige Kollegen durchaus ein Problem. Die sind dann ganz überrascht und fühlen sich überfahren, wenn sie abgelöst, abgesetzt, ausgetauscht etc. werden. Wobei Führungskräfte oft nicht den Mut haben, es den Betroffenen persönlich, unter vier Augen, zu sagen. Da werden dann Boten als Überbringer der schlechten Nachricht vorgeschickt. Und dann wundert man sich, wenn die Betroffenen beleidigt reagieren und ihren Unmut meistens in diversen Printmedien von sich geben. Einige sollen sogar schon Kampagnen gestartet haben, damit sie wieder auf den Schirm zurückkehren dürfen. Und es wurde diesem »Druck« bei diversen Sendern auch fallweise nachgegeben, weil angeblich Zuschauermassen gegen die Ablöse von Frau X protestieren oder plötzlich suizidgefährdet sind, weil Herr Y nicht mehr am Schirm auftaucht. Gemach, gemach, liebe Freunde. Offenbar verlieren manche den Bezug zur Realität, weil sie ihre Bildschirm-Präsenz mit ihrer eigenen Wichtigkeit gleichsetzen. Und das ist nachgewiesenermaßen ein fataler Irrtum. Wenn du diesen Job machst, dann überlege dir für dich, ob es wirtschaftlich für dich passt. Du musst zufrieden sein, ohne später zu reklamieren und zu klagen. Falls du dich nicht einigst, dann mach es nicht. Und dabei geht es nicht nur um Geld, nein. Es geht um Wertschätzung, um Mitsprache, darum, ernst genommen zu werden. Im Idealfall ist das Verhandlungsergebnis eine »Win-Win-Situation« für beide Seiten. Und ganz nebenbei: Wenn die Moderationstätigkeit deine einzige Glückseligkeit auf Gottes Erdboden ist, dann solltest du vielleicht ohnehin professionelle Hilfe in Anspruch nehmen. »Star« bist du noch lange keiner und wirst vermutlich auch keiner werden. Ein Star ist jemand, der herausragend verdient und Herausragendes leistet, oder? Ich zum Beispiel mache eine gute Arbeit und ich verdiene auch ganz gut. Wobei das Wort »verdienen« ein schönes Wort ist. Ich verdiene mein Geld.

Du bist der wichtigste Mensch in deinem Leben – das hatten wir schon. Aber: Nimm dich selbst nicht zu wichtig. Schwierig, nicht? Die smarte Frau Bauer-Jelinek sagte nach drei oder vier Coaching-Einheiten zu mir: »Wollen wir nicht einmal über Ihr eigentliches Problem sprechen?« Ich erstarrte innerlich und dachte mir: Was meint die gute Frau? Und dann brach es aus mir heraus, dass ich Panikattacken hätte, dass ich Angstzustände erleben müsste und ein Redeschwall ergoss sich über die arme Frau Bauer-Jelinek, der nur schwer zu stoppen war. Eine Frage stelle ich mir seit vielen Jahren: Unter welchem Begriff waren meine wöchentlichen Treffen mit Frau Bauer-Jelinek zu subsumieren? Coaching oder Psychotherapie? Psychotherapie – das klingt bedrohlich, nicht? Sie ist immer noch ein großes Tabuthema in unserer heutigen, ach so fortschrittlichen, modernen und toleranten Zeit. Warum ist das ein Tabuthema? Warum reden viele Menschen nicht über sich? Warum sprechen sie nicht darüber, dass sie sich etwas Gutes tun? Gehen wir einmal davon aus, dass Psychotherapie, Coaching, Mentaltraining etc. für das menschliche Wesen gut sind. Über seelische Leiden wird heutzutage offen geredet, so offen wie nie zuvor. Doch viele Betroffene klagen darüber, dass sie kaum professionelle Hilfe bekommen. Warum warten viele Betroffene so lange, bis sie zu einem Therapeuten gehen? Vermutlich haben immer noch viele Menschen Hemmungen und Komplexe, sich einem Psychiater, einem Psychotherapeuten, einem Coach anzuvertrauen. Je nachdem, welcher Dienstleister für sie der richtige ist. Fehlt ihnen im Dschungel der diversen Therapieformen die Orientierung, das richtige Angebot? Die *Zeit online* schreibt in einem Bericht im August 2011, dass es geradezu paradox sei, dass in Deutschland, einem Land, in dem die Selbsterfahrungskultur blüht, »psychische Störungen« zu den »drängendsten Problemen in der Arbeitswelt«

> **Du bist der wichtigste Mensch in deinem Leben.**

zählen. Was stimmt nicht mit unserem System der Versorgung, wenn sich jemand über Jahre mit einem schweren seelischen Problem quält und nicht die richtige Hilfe bekommt? Ist »psychisch krank zu sein nach wie vor ein Stigma«? Ärzte in psychischen Kliniken berichten darüber, dass sich Patienten nicht trauen, ihren Freunden zu erzählen, wo sie sind. Viele Kranke würden sich »lieber operieren lassen, als zum Therapeuten zu gehen«. Zu den persönlichen Scham- und Schuldgefühlen der Betroffenen kommt oft eine Angst, ausgegrenzt zu werden. Bei psychischen Krankheiten gibt es Vorurteile und eine Missachtung, die bei körperlichen Erkrankungen nicht denkbar wäre. Das Tabu greift unterschiedlich stark. Bei Männern, in der älteren Generation, auf dem Land und in toughen Managementetagen wirkt es in der Regel stärker als bei Frauen, jüngeren Leuten, in sozialen Berufen, in der Stadt.

Nein sagen

Kannst du Nein sagen? Nein? Sag es einmal. Laut und deutlich! NEIN! Wie oft möchtest du Nein sagen, zu anderen, manchmal auch zu dir selbst, und du schaffst es nicht. Probier es aus und lasse deine Emotion(en) weg. Stelle dir eine konkrete Situation vor, in der du gerne Nein sagen würdest. In der du dein Nein liebend gerne in die Welt hinausbrüllen möchtest. Aber du kannst nicht, weil du dich (noch) nicht traust. Die Folgen ... ja, ich weiß. Die Konsequenzen. Stell dir eine Situation vor. Atme ruhig ein und aus. Dann sage gelassen und auch in ruhigem Tonfall: »ICH möchte das nicht. Nein, das mache ICH nicht, das will ICH nicht.« Und wenn dich jemand zu einer Einladung überreden will, zu einem Bier, zu einem Essen, zu einem Shopping-Ausflug usw. und du möchtest das alles nicht, dann sag: »Nein. Da habe ich einen Termin. Da kann ICH nicht.« Und nicht mehr. Nein sagen ohne Begründung. »Da muss ich mit der Lisi dorthin, weil die hat sich den Fuß verstaucht und deshalb ist ihr Onkel grantig, weißt du ...«, und schon hast du wieder eine Story erzählt, die dein Gegenüber überhaupt nichts angeht. Man erzählt immer zu viel und unaufgefordert alles zu detailliert. Das ist völlig unnötig! Es genügt: »Ich möchte nicht. Nein, ich habe keine Zeit. Einen Termin.« Vielleicht wendest du jetzt ein, dass das unfreundlich sei. Nein, das ist nicht unfreundlich. Das darfst du. Vor allem, wenn du Zeit für dich brauchst.

Zeit. Eine der wichtigsten Ressourcen, die wir zur Verfügung haben. Und die absolut knappste Ressource. Zeitmanagement, Konzentration und Gedächtnis sind kognitive Bereiche. Zeit wird budgetiert, Zeit wird investiert, Zeit wird vergeudet usw. – alle diese Begriffe sind dem Wortschatz der Finanzwelt entnommen. Benjamin Franklin, einer der Gründerväter der Vereinigten Staaten von Amerika, hatte einen Lieblingssatz: »Zeit ist Geld.« Ich möchte

Herrn Franklin posthum nicht zu nahe treten und mir nichts anmaßen, aber ich würde es anders formulieren: »Zeit ist Lebensqualität.« Die eigene Lebensqualität hängt davon ab, wie und vor allem mit wem ich meine Zeit verbringe. Welcher Zeitrahmen steht mir zur Verfügung? Eindeutig jener vom ersten Atemzug als Säugling bis zum letzten – hoffentlich im hohen Alter. Wie verbringe ich meine Zeit? Im Berufsleben, um meinen Erhalt zu sichern, damit auch den Erhalt meiner Besitztümer und den Wohlstand meiner Familie. Die nächste Frage: Mit wem verbringe ich meine Zeit? Mit meiner Familie, meinen Freunden und Bekannten? Möglicherweise verbringe ich auch Zeit nur mit mir? Will ich das oder wird mir da gleich langweilig? Brauche ich die Abwechslung, den sozialen Kick unbedingt immer? Aristoteles wusste, dass wir Menschen soziale Wesen sind. Unser Handeln und Fühlen wird stets von anderen Menschen beeinflusst, seien sie nun anwesend oder nicht. Wir sind physisch und psychisch auf das Zusammenleben mit anderen Menschen angewiesen.[8]

Zeit für mich

»Zeit ist Geld.« Dieser Satz mag zwar wirtschaftlich stimmen, gefällt mir aber gar nicht. »Zeit ist Leben.« Das kommt mir schon eher entgegen. Kennst du Äußerungen wie »Das geht mir viel zu schnell, ich hätte das gerne langsamer!« oder trauerst du manchmal der sogenannten »guten alten Zeit« nach? Fühlst du dich gestresst? Überfordert? Der Blick zurück, in weniger gehetzte Zeiten, erscheint manchmal zu strahlend, zu vergoldet. So rosig war es damals vermutlich auch nicht. Es schien uns vielleicht langsamer, bedächtiger, überlegter. Unser Leben ist weitgehend fremdbestimmt, unser Zeitkorsett gibt uns den Tagesablauf vor, in den seltensten Fällen können wir unsere Zeiteinteilung vollständig selbst bestimmen. Die äußeren Rahmenbedingungen steuern uns, sie dominieren uns und selten sind wir in der Lage oder in der glücklichen Situation, unsere Zeit so zu gestalten, wie wir das wollen. Wenn wir uns darauf konzentrieren, »Zeitsouveränität« zu erringen, das heißt innerhalb der gegebenen Rahmenbedingungen Herr unserer Zeit zu werden, dann können wir unser Leben nach unseren Wünschen gestalten. Das geht. Aber auch hier ist das Thema Veränderung präsent und Veränderung, vor allem die eigene, ist mühsam und meistens schmerzhaft. Weil wir unsere gewohnten Bahnen und Muster verlassen müssen.

Die Zeitsouveränität erlangte ich durch mehr Gleichgewicht im privaten Bereich und im Berufsbereich. Work-Life-Balance heißt das, glaube ich, mit einem Fremdwort. Unzählige Expertisen und Forschungen beschäftigen sich mit diesem Begriff. Warum ist es heute schwieriger, eine ausgewogene Balance zwischen Berufs- und Familienleben zu finden, als vor 20 Jahren? Ich denke, es war damals schon schwer. Heute ist es deshalb schwieriger, weil die Anforderungen stetig steigen – sowohl im Privat- als auch im Berufsleben. Ganz entscheidend dabei ist, dass sich die gesellschaftliche Rolle der Frau (Gott sei Dank!) massiv verändert hat. Außerdem praktizieren Frauen die Verbindung und Koordination von Privat- und Berufsleben viel intensiver als Männer. Diese Balance ist wichtig, weil das Spannungsfeld, das sonst entsteht, äußerst mächtig und beherrschend werden kann. Mir fällt auf, dass der Begriff Work-Life-Balance an und für sich irreführend verwendet wird, da doch »Work« ja auch »Life« ist, oder nicht? Es geht um das Verhältnis der Hauptlebensbereiche zueinander: meine Familie, meine sozialen Kontakte, mein Beruf und – das vergessen leider viele – es geht um mich als Individuum und um meinen Körper. Wenn diese Lebensbereiche im Einklang stehen, dann steht es »wohl« um mich. Das ist für mich »Wohlstand«. Du fragst dich vielleicht, woran man es merkt, dass die Work-Life-Balance nicht mehr stimmt. Ich denke, sie stimmt nicht (mehr), wenn sich Unzufriedenheit und ein Gefühl der Sinnlosigkeit beim täglichen Tun und Dasein einschleichen. Wenn wir uns über- oder unterfordert fühlen. Wenn ich – aus meiner eigenen Sicht – nicht (mehr) viel wert bin. Wenn die Kommunikation nach außen und nach innen nicht mehr passt. Wenn ich täglich negative Gedankenspiralen fabriziere und in Wörtern und Bildern (das wissen wir schon: in unseren Gedanken) mit mir schlecht umgehe. Und auch wenn ich mich schlapp, ausgelaugt, müde und lustlos fühle.

Zweifelsohne haben auch Führungskräfte Möglichkeiten, die Work-Life-Balance ihrer Mitarbeiter zu beeinflussen. Sie können ein breit gefächertes Angebot bieten und tun das ja auch oft. Ob flexiblere Arbeitszeiten oder eine Veränderung der Unternehmenskultur, Auszeiten, Gesundheitschecks, Fitnessangebote, Workshops, Seminare etc. – die Themenpalette ist unerschöpflich. Nur: Wenn man etwas für sich verändern will, muss man diese Angebote auch annehmen, Zeit investieren und verwerten. Oft wird von Seiten der Arbeitnehmer kritisiert, dass es ein viel zu kleines bis kein Angebot gäbe, und das stimmt so häufig nicht. Fehlendes Interesse hierbei auszuschalten, wäre anzuraten. Also besser: »Hin zu« anstatt »weg von«. Und das gilt selbstverständlich auch für den täglichen Umgang mit mir selbst. Die Kernfrage ist: Habe ich Zeit für mich?

Erlaube ich mir den Luxus oder die Selbstverständlichkeit zu sagen: Ich habe einen Termin. Mit mir. Ein entspannendes Bad mit einem Glas Prosecco, einer Duftkerze und dem Hinweis, dass ich nicht gestört werden möchte: Ich will jetzt eine Stunde Ruhe. Bitte nicht stören. Sei einmal ehrlich zu dir selbst und beantworte dir die Frage, ob das möglich ist. Egal, in welchem Familienverband du lebst. Ich weiß schon, mit einem Säugling oder zwei, drei kleinen Kindern zu Hause oder einem Egomanen als Partner oder auch – ja, das gibt's auch! – einer Egomanin, die keine halbe Stunde auf dich verzichten kann oder möchte, ist das schwer bis unmöglich. Vielleicht gönnen es einem manche Lebenspartner ja auch nicht, dass man alleine sein will für eine, sagen wir einmal, »Wohlfühlstunde«? Wenn das nicht möglich ist, dann solltest du dir möglicherweise, und ich drücke mich jetzt vorsichtig aus, Gedanken über deine Lebensführung machen. Wenn du keine Stunde am Tag Zeit für dich hast, dann läuft vielleicht etwas falsch in deinem Leben. Das zu korrigieren, liegt ausschließlich an dir. Da geht es nicht um das Thema Kompromiss.

> **Wenn du keine Stunde am Tag Zeit für dich hast, dann läuft vielleicht etwas falsch in deinem Leben.**

Sich Zeit zu gönnen, hat mit der eigenen »Genussfähigkeit« zu tun. Wie sehr ist diese ausgeprägt? Inwieweit sind wir in der Lage, etwas zu genießen? Unsere fünf Sinne spielen dabei eine ganz entscheidende Rolle. Es geht nicht um den Riesengenuss, um den Genussflash – es geht vor allem um die kleinen Freuden des Alltags. Genießen hat immer etwas mit sehen, hören, fühlen, riechen und schmecken zu tun. Glück ist zweifelsohne sinnlich, denn ohne Sinne könnten wir kein Glück empfinden. Viele Menschen blenden ihre Sinne aus, weil sie dadurch auch unangenehme Gefühle verdrängen können. Dann geht als Nebeneffekt das vitale Gefühl verloren, die Lebendigkeit, die wir unbedingt brauchen, um von einer guten eigenen Lebensqualität zu sprechen. Unser Geschwindigkeitsrad dreht sich immer schneller und schneller. Auch unser Hamsterrad dreht sich immer schneller. Wir alleine sind in der Lage, es zu stoppen beziehungsweise dafür zu sorgen, dass es viel langsamer läuft. Wir wollen immer alles sofort erledigen, abhaken und wundern uns, dass wir immer mehr in das Gefühl der Überholspur geraten und uns unsere Zeit immer knapper wird. »Ich habe keine Zeit«, »Die Zeit fliegt dahin«, »Ich muss mich immer so hetzen«, »Ich habe keine Zeit für mich!« In Amerika ist erstmals der Begriff von »Hurry Sickness« aufgetaucht. Das bedeutet so viel wie »Hetzkrankheit«. Die »Hurry Sickness« wird durch den Irrglauben ausgelöst, dass wir, wenn wir alles schneller machen, auch alles erreichen können. Unsinn! Diese Einstellung führt unweigerlich zu chronischen Stresskrankheiten und -beschwerden, wie Magengeschwüren, Arthritis, Herzbeschwerden und nervösen Spannungen. Auch ich litt an einer leichten Form von »Hurry Sickness«. Sogar in meiner Freizeit hatte ich Stress und damit keine Entspannung und in der Folge eine verminderte Lebensqualität.

Ich hab einige Symptome gesammelt, an denen du erkennen kannst, ob du möglicherweise auch an »Hurry Sickness« leidest oder ob du auf einem guten Weg dahin bist: Willst du rund um die Uhr erreichbar sein? Kannst du mit der Arbeit nicht aufhören? Willst du immer alles selber machen? Fällt es dir schwer, in der Freizeit abzuschalten? Übernimmst du auch in deiner Freizeit vielfältige Aufgaben? Beantworte diese Fragen und mache dir selbst ein Bild. Bist du stolz auf deine Schnelligkeit, deine Effizienz, deine Pünktlichkeit? Du kennst ja diesen Spruch: »In der Ruhe liegt die Kraft!« Ich weiß schon, nur Ruhe, das geht auch nicht. Das wäre manchmal zwar wünschenswert und angenehm, aber es geht in unserer schnelllebigen, leistungsorientierten Zeit nicht. Aber fallweise zumindest, oder? Man kann die eigene Drehzahl ohne permanent schlechtes Gewissen reduzieren, »ein wenig runter vom Gas«! Oder vielleicht erkennst du gar, wie wichtig es wäre, den zwanghaften Lebensstil zu unterbrechen. Als Lösungsvorschlag biete ich dir eine Balance zwischen den einzelnen Lebensbereichen und den Geschwindigkeiten an. Dann werden sich Lebensqualität,

Leistungsfähigkeit und vor allem auch Gesundheit verbessern. Was kannst du gegen die Hetzkrankheit tun? Ich habe mir diesbezüglich viele Gedanken gemacht und habe die Anregung einer Lebensplanung (zu meinen Gunsten) angenommen. Lebensplanung im Sinne von Zeitmanagement, aber auch im Sinne einer ganz konkreten Planung von Ruheinseln und Perioden für MICH. Dass ich mittlerweile in meine persönliche Planung einen Fitnesstermin oder einen Wohlfühltermin, wie eine Massage zum Beispiel, als absoluten und unverrückbaren Pflichttermin eintrage, das versteht sich (für mich) von selbst. Es gelingt, wenn du konsequent und kompromisslos dieser deiner Planung folgst. Zeit für mich. Zeit für dich. Du kannst auch mit kleinen Schritten beginnen. Ich habe damals, als ich von Planung und Zeitmanagement so gut wie keine Ahnung hatte, erstmals von der »Zeit-Relax-Übung« gehört. Da geht es um fünf Minuten für dich. Fünf Minuten, die Erstaunliches bewirken können, wenn du die Übung konzentriert und bewusst machst. Vielleicht jeden Tag. Die Anleitung dazu ist: *»Halte bewusst fünf Minuten inne, lass dir bewusst auch dabei Zeit. Leg deine Armbanduhr zur Seite, nimm eine bequeme Sitzhaltung ein, schließe deine Augen. Jetzt nimm ein paar kräftige Atemzüge und folge dem Rhythmus deines Atems. Lass los, lass deine Gedanken los oder lass sie ganz einfach kreisen, wie du willst, und genieße das beruhigende Gefühl, nichts aktiv machen zu müssen!«* Vielleicht sagst du jetzt, ich kann mir keine Zeit für mich nehmen (in Wahrheit meinst du: Ich will mir keine Zeit nehmen), möglicherweise spielt da das eigene schlechte Gewissen eine Rolle. Faktum ist, dass, wenn du es tust, deine Lebensqualität gesteigert wird. Um nichts anderes geht es dabei. Dir geht es in der Folge besser. Also, grenz dich ab, schalte dein Mobiltelefon auf lautlos, sage deinen Mitbewohnern (so sie in einem aufnahmefähigen Alter sind), dass du jetzt fünf Minuten oder eine Viertelstunde nicht gestört werden möchtest (ja, das geht!). Und wenn du kleine Kinder hast, dann organisiere dir für kurze Zeit jemanden, der auf sie aufpasst. Und hör auf mit dem ewigen »Du hast ja keine Ahnung, ich habe niemanden usw.« Das muss man organisieren und Organisation (vor allem für einen selbst, nicht für andere) ist mühsam. Gönne dir deine persönliche Auszeit! Eigenes, persönliches Zeitmanagement bedeutet, sich selbst zu managen, es bedeutet, sein eigenes Leben aktiv zu gestalten, es bedeutet, Herr über sein Leben und seine Zeit zu werden. Zeitmanagement bedeutet *Life-Leadership*.[9] Wir können Zeit bekanntlich nicht sehen und auch nicht erfassen. Unsere Uhren geben uns lediglich Auskunft über den jeweiligen genauen Zeitpunkt. Individuelles Zeiterfassen und Zeiterleben werden von uns unterschiedlich wahrgenommen, und je nachdem, wie wir das Ganze betrachten, haben die »Zeitsorten« Gegenwart, Zukunft und Vergangenheit unterschiedliche Ausmaße. Ich bringe dir gerne einige Zeittechniken näher, die mir sehr geholfen haben, die mir zur Verfügung stehende Zeit besser zu managen, zu kontrollieren, sinnvoller und effizienter zu gestalten und zu verbrauchen. Nutzbringend ist für mich das sogenannte »Pareto-Prinzip«, auch »Zeitaufwand-Ergebnis-Regel« genannt. Die 80:20-Regel. Diese geht auf den italienischen Volkswirtschafter Vilfredo Pareto (1848–1923) zurück, der herausfand, dass 20 Prozent der Bevölkerung 80 Prozent des Volksvermögens besaßen. Diese 20:80-Relation ist auch in vielen anderen Bereichen feststellbar. So machen viele Unternehmen mit nur 20 Prozent ihrer Kunden 80 Prozent ihrer Umsätze. Oder 80 Prozent der Fehltage werden von 20 Prozent der Mitarbeiter verursacht. In der Praxis ist dieses Phänomen ein probates Problemlösungsmittel. 80 Prozent des Erfolgs resultieren aus 20 Prozent der Aktivitäten, während die restlichen 20 Prozent Erfolg beachtliche 80 Prozent der Aktivitäten verschlingen. Vielleicht hilft dir die »Putz-Metapher«: Wenn du 20 Prozent Einsatz aufwendest, gelingt es dir, 80 Prozent deiner Wohnung oder deines Hauses relativ sauber zu machen oder zu halten. Tätigkeiten wie Staubsaugen, Staubwischen, WC-Putzen, vielleicht noch die Dusche/Badewanne, und das war's dann auch schon. Da rede ich nicht von Schubladenausräumen und Putzen mit dem alten Zahnbürstel, das ich nehme, um die Fugen im Bad oder sonst wo genauestens und akribisch zu säubern. Da müsstest du dann möglicherweise die verbleibenden 80 Prozent aufwenden, um die restlichen

20 Prozent zu schaffen. So bringen jeweils 20 Prozent der aufgewendeten Zeit bereits 80 Prozent der Ergebnisse, genauso wie die restlichen 80 Prozent der aufgewendeten Zeit nur 20 Prozent der Ergebnisse bringen würden. Für die täglichen Aufgaben bedeutet das, sich nicht zuerst den leichtesten, interessantesten oder den Arbeiten mit dem geringsten Zeitaufwand zuzuwenden, sondern nach deren Bedeutung (Wichtigkeit!) vorzugehen. Ebenso steht es dir völlig frei zu entscheiden, ob du in manchen Bereichen mit 80 Prozent Perfektion nicht auch zufrieden sein könntest. Zumal du für die restlichen 20 Prozent unangemessen viel Aufwand betreiben müsstest – erinnere dich ans Putzen …

Lebensrollen

Es geht um leben. Um mein Leben. Um meine Lebensqualität. Leben ist das, was sich von früh bis spät den ganzen Tag lang abspielt. Sieben Tage in der Woche und das ganze 80 Jahre lang, wenn wir Glück oder Pech haben, je nachdem. Wie viele gebildete Menschen haben sich schon über das Leben ihre Gedanken gemacht, es gibt unzählige Betrachtungen aus den verschiedensten mystischen oder religiösen Blickwinkeln, aber im Grunde geht es – immer aus meiner Sicht – um mein Leben. Um meine Lebensqualität. Und immer und immer wieder um die Frage: Wie gehe ich mit mir um? Wie behandle ich mich? Unser Leben wird von unseren Gedanken dominiert. Von unseren Wörtern und Bildern im Hirn. Und worauf das Ganze hinausläuft, das bestimmen alleine die chemischen Prozesse in unserem Gehirn. Es geht um unsere Gedanken und damit verbunden um unsere Gefühle. Ich habe während meiner Mentalcoach-Ausbildung einmal eine interessante Definition von »Wohlstand« gehört. Bei Wohlstand denke ich und denkst du wahrscheinlich auch an Geld. An Einkommen, an Verdienst. Da muss ich hin und wieder schmunzeln, denn ich denke nicht, dass alle das Gehalt »verdienen«, das sie am Monatsersten oder -letzten kassieren.

»Wohlstand« wird definiert im Zusammenhang mit »es steht wohl in deinem/meinem Leben«. Es steht wohl. Alleine dieses Wort erzeugt ein wohliges Gefühl in mir, weil ich es zulasse. Zulassen ist eine wichtige Fähigkeit, die man trainieren und ausbauen kann, wenn man das möchte. Es »steht wohl« im Bereich Familie (soziales Umfeld) – da geht es um das Bedürfnis nach emotionalem Austausch, nach Zuwendung, Geborgenheit, Anerkennung und Liebe. Der zweite Bereich ist der Beruf. Dieser umfasst Arbeit und Leistung und damit Streben nach Erfolg, nach Befriedigung, nach Karriere, nach materiellem Wohlstand und eventuell Vermögen.

Der dritte Bereich ist die Körperlichkeit. Körper und Gesundheit mit dem Wunsch nach Erholung, Entspannung, Wohlbefinden, Fitness und einer hohen Lebenserwartung. Und der vierte Bereich betrifft Sinn und Kultur. Im Sinne von Sehnsucht nach Selbstverwirklichung, Erfüllung philosophischer Grundfragenklärung, Religion und Zukunftsperspektiven. Stell dir diese vier Bereiche wie in einem Mobile vor, in Balance, im Gleichklang – nur dann, wenn sich diese Bereiche im Leben auch die Balance halten, dann fühlen wir Zufriedenheit. Dann erleben wir Glücksgefühle. Aus diesem Grund sollten wir unsere Ziele und Wünsche nie isoliert betrachten, sondern ganzheitlich. So habe ich dieses Thema Wohlstand im Mentalcollege Bregenz kennengelernt und so wende ich es auch an, bei mir und meinen Kunden. Mach bitte einen Selbsttest – finde heraus, womit du deine Zeit verbringst. Womit und mit wem. Mit welchen Tätigkeiten. Um das herauszufiltern, teile deine Lebensbereiche ein: Welche »Lebensrollen« hast du? Oder spielst du? Es gibt gegebene, aus denen du nicht herauskommst, zum Beispiel Tochter oder Sohn, Tante oder Onkel, auch die ICH-Rolle. Die sind gegeben und nicht selbst ausgesucht. Auf der anderen Seite erkennen wir gewünschte Lebensrollen – Vater, Mutter, Ehemann oder Ehefrau (zumindest gewünscht am Anfang …), Freund oder Freundin, Beruf, Hobbys – das sind eindeutig gewünschte Lebensrollen. Wir spielen alle, jeder Einzelne von uns, viel mehr Rollen im Leben, als uns bewusst ist. Da wäre noch einmal die wichtige ICH-Rolle. Ich/du, wir sind einzigartig. Und mit dieser Rolle sind, wie beschrieben, viele andere Lebensrollen und Tätigkeiten verknüpft, Hobbys, körperliche Fitness, Körperpflege, Ernährung, Entspannung, Unterhaltung und viele mehr. Auch die Partnerrolle ist von großer Bedeutung für dich, die Vaterrolle, die Mutterrolle, die Lehrerrolle, die Beraterrolle, die Erhalterrolle, die Handwerkerrolle, die mögliche Rolle als Vorgesetzter in einer Firma, die Mitarbeiterrolle, die Vermittlerrolle und noch weitere.

Schreibe jetzt handschriftlich (!) alle Rollen auf, die du hast. Alle Funktionen, alle Tätigkeiten, die du im Laufe eines Monats ausführst. Privat, beruflich und in deiner Individuum-Rolle. Es werden dir viele Lebensrollen einfallen, die eindeutig dir zuzuordnen sind. Dann filtere die zehn wichtigsten und am häufigsten gelebten Lebensrollen heraus und schreibe diese gesondert auf ein großes Blatt Papier. Wieder handschriftlich! Wenn du das getan hast, dann steht es schwarz auf weiß vor dir – das alles machst du, das sind deine Lebensrollen. Mit diesen Rollen verbringst du deine Zeit. Jetzt stellt sich die Frage, wie viel Zeit steht mir für meine unterschiedlichen Rollen zur Verfügung? Zum Beispiel: Wie viel Zeit verbringe ich mit meiner Partnerin? Wie viel Zeit steht meinen Kindern zur Verfügung? Wie oft habe ich Zeit für MICH? Wie oft treibe ich Sport? Usw. Das kannst du herausfinden: Nimm einen Zirkel, du kannst es auch freihändig machen oder auf dem PC, und zeichne einen Kreis beziehungsweise gestalte ein sogenanntes »Tortendiagramm«. Dann teile diesen Kreis in zehn gleich große Abschnitte ein, die deinen Lebensrollen entsprechen. Schreibe alle zehn Lebensrollen, die du als deine wichtigsten herausgefiltert hast, handschriftlich in die verschiedenen Abschnitte hinein. Gib ihnen vielleicht auch Farben – deine Lieblingsfarbe für deine Lieblingstätigkeit und so weiter bis hin zur Tätigkeit, bis zur Rolle Nr. 10. Jetzt kommt ein wichtiger Abschnitt: Mach dir ganz bewusst, dass du bei acht Stunden Schlaf täglich durchschnittlich 112 Stunden pro Woche zu deiner Verfügung hast. Du kannst gerne nachrechnen. Es sind 112 Stunden pro Woche. Und jetzt stelle dir die konkrete Frage: Womit, mit wem, wie verbringe/verbrauche/verschwende ich diese 112 Stunden? Eine Kleinigkeit noch: Stelle dir bei jeder Rolle die Frage: Wie viele Stunden pro Woche wende ich dafür auf? Dann schreibe die von dir festgestellte Stundenanzahl zur jeweiligen Rolle dazu. Das Ergebnis muss 112 sein. Und dann stelle grafisch noch dar (entweder händisch oder am PC), wie das dann auch auf dem Papier aussieht. Mehr Aufwand wird ein größeres Tortenstück sein, weniger Zeit für Rolle X ein kleineres.

Frag dich ruhig: Wozu soll das gut sein, dass ich mich damit beschäftige? Die Antwort lautet: Alleine durch diese kleine Übung, durch diese persönliche »Rollenbilanz« wird dir schon sehr viel klar. Wie du deine Zeit und vor allem auch Energie einteilst. Viele werden auch feststellen, dass die eine oder andere wichtige Rolle viel zu kurz kommt. Und dann steht es dir frei, ins Handeln, ins Tun zu kommen. Jetzt kannst du etwas ändern! Du hast es jetzt schwarz auf weiß oder bunt auf bunt, je nachdem, vor dir. Ich gehe davon aus, dass du nichts vergessen hast. Auch die Zeit, die du mit deiner Ehefrau, mit deinem Ehemann verbringst, ist (hoffentlich) eine Lebensrolle. Den Arbeitsplatz hast du auch berücksichtigt oder die viele Zeit vor dem Fernseher? Das ist deine Rolle als Fernsehkonsument. Oder Medienkonsument, das klingt besser. Wie viel Zeit verbringst du am Computer? Mit dem i-Pad? Mit deinem Mobiltelefon? Auf dem Tenniscourt? Mit deinen Freunden im Gasthaus? Kümmerst du dich um deine Verwandten? Das ist deine soziale Rolle! Und: Machst du viel für DICH? Vergiss ja nicht die ICH-Rolle! Wie viel Zeit hast du pro Woche für dich zur Verfügung? Gar keine? Erinnere dich: Du bist der wichtigste Mensch in DEINEM Leben, schon vergessen? Ich kann dich beruhigen. Bevor ich damit begonnen habe, mich gedanklich mit mir zu beschäftigen, ist diese Bilanz schrecklich ausgefallen. Ein Desaster. Keine Zeit für mich. Wie auch? Wir alle müssen Dinge und Aufgaben erledigen, die uns nicht unbedingt Vergnügen und Freude bereiten. Es sind Verpflichtungen, die wir zu erfüllen haben (oder glauben sie erfüllen zu müssen, weil wir nicht Nein sagen können), oder es sind reine Notwendigkeiten.

Wie verbringe ich meine kostbare Zeit, die mit jeder Sekunde weiter abläuft? Das müssen wir uns vergegenwärtigen, dass mit jeder Sekunde unser Leben stetig und zielgerichtet dem Ende zugeht. Dabei wissen wir nicht, wann es zu Ende geht. Wenn du ein Maßband zur Hand nimmst und je nachdem, ob Mann oder Frau, deine durchschnittliche Lebenserwartung in Zentimetern abschneidest, dann hast du ein gutes Stück Lebensmaßband in der Hand. Wenn du jedoch die bereits gelebten oder verlebten oder vergeudeten Jahre vorne abschneidest und den Rest betrachtest – welche Gefühle steigen da in dir auf? Was denkst du? Bist du zufrieden oder gar deprimiert? Ich kann dich beruhigen. Es ist nicht zu spät für Veränderungen. Es ist schwer, ja natürlich, Veränderungen tun weh, das hatten wir schon. Aber es ist nie zu spät. Naja, es könnte zu spät sein, wenn du zu oberflächlich unterwegs bist und nur im Außen lebst. Wenn es möglicherweise ein unvorstellbarer, quälender Gedanke für dich ist, älter zu werden, möglicherweise sogar alt zu werden. Wenn das unerträglich für dich ist, dann scheint es schwer zu sein, dich zu verändern, wenn nicht sogar zu spät. Bist du schon mehr als 35 Jahre alt? Oh je. Da näherst du dich ja bereits dem Vierziger. Oh Gott. Nur einmal angenommen, dass die Zeit beim Älterwerden gefühlt schneller vergeht: Dann bist du relativ bald 50. 50 Jahre alt. Na, das geht dahin. Dann 55. So wie ich jetzt. Steinalt. Ein Greis. Wir alle altern gleich schnell, niemand überholt uns, niemand treibt uns an (außer wir selbst) – wo ist das Problem? Ja, man kriegt Falten, wenn man älter wird. Aber das ist nichts Neues. Und es ist auch keine überraschende Erkenntnis, dass die Haare grau werden, wenn sie nicht sogar ausfallen. Aber es ist doch unerträglich, wenn ich den ganzen Tag nur darüber sinniere, wie ich den Alterungsprozess aufhalten, verlangsamen oder stoppen kann. Peinliche Ergebnisse von Schönheits-OPs lassen uns mitunter fassungslos erstarren. Als fratzenhafte Masken tauchen ehemals attraktive Menschen – leider zumeist Frauen – wieder in deinem Gesichtsfeld auf. Unfassbar, wofür manche Mitmenschen ihr Geld ausgeben. Sie sind nicht glücklicher als du und ich, ich verspreche es dir. Ich kenne zahlreiche Damen und wenige Herren, die sich verjüngen ließen. Verjüngen – was für ein schauerliches Wort. Wäre in Würde altern ein Vorschlag? Wäre es ein gangbarer Weg, normal – sich psychisch und physisch gut behandelnd – den Lebensweg zu beschreiten? Ich entschuldige mich bei dir, wenn manches jetzt ein wenig zynisch geklungen hat. Es ist deine Privatsache, wie du denkst und was du mit dir anstellen lässt.

Ich bin jetzt ein wenig abgeschweift, wo waren wir stehen geblieben? Ach ja, bei den 112 Stunden, die uns wöchentlich zur Verfügung stehen. Ich habe bei meiner Bilanz festgestellt, dass ich die meiste Zeit mit Arbeit verbringe. Im ORF, in meiner Tätigkeit als Mentalcoach und mit diversen anderen Verpflichtungen. Zeit für mich? Hatte ich schon, wenn ich mir ein paar Stunden beim Sport gönnte, Golfplatz und so. Aber insgesamt war das nicht berauschend. Die Arbeit nimmt für die meisten von uns einen zentralen Raum ein. Und weil die Arbeit derart dominiert, ist es wichtig, dass diese Tätigkeiten möglichst angenehm und auch ertragreich sind. Stimmst du mir zu?

Unzufriedenheit am Arbeitsplatz?

Der berühmte Psychologe Mihaly Csikszentmihalyi, der vor allem durch seine Forschungen über den »Flow« bekannt wurde, ist der Meinung, dass es für viele Menschen keine Rolle spiele, ob Arbeit langweilig oder entfremdend sei, solange sie nur genug verdienen würden. Mit dieser Einstellung würde man fast 40 Prozent seines Lebens wegwerfen. Es macht sich auch niemand die Mühe, dafür zu sorgen, dass wir Freude an unserer Arbeit haben. Daher ist es sinnvoll, und zwar für jeden von uns, dafür selbst die Verantwortung zu übernehmen. Hier spielt meiner Meinung nach die Grundeinstellung, mit der wir an unsere Arbeit herangehen, eine zentrale Rolle. Und – wenig überraschend – diese Grundeinstellung können, dürfen wir selbst wählen. Unabhängig davon, wie wir das Unternehmen, den Arbeitgeber, die Kollegen, die Kunden sehen und wahrnehmen. Du hast immer die Wahl, wie du deine Arbeit erledigen willst, auch dann, wenn du dir die Arbeit nicht selber aussuchen kannst. Du hast die Wahl: ob du am Montag früh mit einem Smiley oder dem Gegenteil – einem Saddy – ins Büro, in die Firma etc. gehst. Es geht um die eigene Grundeinstellung. Bin ich am Montag schon frustriert, angefressen, demotiviert, habe ich noch einen leichten Hangover vom Wochenende? Montag, das ist für viele der schlimmste Tag in der ganzen Woche. Weil sie wieder arbeiten gehen müssen. Sie könnten versuchen, die Formulierung anders zu wählen. Wie wäre es mit arbeiten gehen *dürfen*? Wie viele wären froh, einen Arbeitsplatz zu haben. Aber das ist nicht mein Thema. Montag ist mies. Dienstag auch. Mittwoch ebenfalls. Donnerstag wird heller, Freitag ist schon ganz gut. Und am Samstag beginnt dann das Leben. Ich höre das immer wieder im Radio: Freunde, noch zwei oder drei Tage, dann beginnt das Leben! Das ist doch ungeheuerlich. Was heißt denn das??? Dann beginnt das Leben, erzählen mir die mitunter überdrehten und aufgeregten Moderatorinnen oder Ansager, wie auch immer ihre Berufsbezeichnung ist. Was heißt das? Dass wir am Montag, Dienstag, Mittwoch, Donnerstag und eventuell Freitag quasi tot sind? Dann erst beginnt »das Leben«?

Aber ein ähnliches Klagen und Jammern registrieren wir auch in unserer nahen Umgebung. »Mein Gott, morgen müssen wir wieder arbeiten. Morgen wird's wieder ernst. Noch fünf Monate bis zum Urlaub, das werden wir doch hoffentlich noch herumbringen.« Nehmen wir an, du hast 30 Urlaubstage per annum. Abzüglich Wochenenden, also Samstage und Sonntage (minus 104), ergibt das 134 freie Tage. Es bleiben 231 Arbeitstage übrig, davon kannst du ein paar Krankentage abziehen, ein paar Feiertage usw. – runden wir ab auf 220. 220 Tage Arbeit. Unsere Lebensrolle als Geldverdiener. Weil ausschließlich zum Spaß geht ja fast niemand regelmäßig in einen Job, oder? Zumindest ich kenne niemanden.

Faktum ist, dass mir das ewige Gejammere und Klagen über den jeweiligen Job, über angeblich entsetzliche, menschenverachtende Chefs, über mobbende Kollegen, über schreckliche, unzumutbare räumliche Bedingungen leider auch manchmal in meinem Umfeld mächtig auf die Nerven geht. Ich kann das nicht mehr hören. Ich weiß schon, es gibt in diversen Unternehmen viele Missstände, das ist klar. Worum es mir geht, ist eine Veränderung der eigenen Sichtweise. Man kann sich sehr vieles, wenn nicht sogar alles ein-reden. Und täglich grüßt das Murmeltier. *Fish!* von Stephen C. Lundin, Harry Paul und John Christensen ist in Zusammenhang mit dem Motivationsthema meiner Meinung nach eines der besten Bücher, ein Bestseller, der weltweit millionenfach verkauft wurde. Darin geht es um die Geschichte einer Abteilungsleiterin, deren Truppe, Mitarbeiter des weltberühmten Pike Place Fischmarkt in Seattle/USA, völlig demotiviert und am Boden ist. Die Fischhändler dort beschließen eines Tages, dass sie den tollsten Job der Welt haben. Mittlerweile pilgern Heerscharen von Touristen und Einheimischen

> **Du hast immer die Wahl, wie du deine Arbeit erledigen willst.**

dorthin, um zu sehen, zu welchen Leistungen ein motiviertes Team fähig ist. In diesem Buch habe ich einen Vorschlag entdeckt, den jede Firma am Eingang anbringen könnte und dessen Inhalt auch du dir verinnerlichen könntest. Ich habe es getan und es geht mir an meinem Arbeitsplatz seither unvergleichlich besser.

Unser Arbeitsplatz.
Wenn Sie dieses Gebäude betreten, bitte entscheiden Sie sich dafür, diesen Tag zu einem guten Tag zu machen. Ihre Kollegen, Kunden, Mitarbeiter und Sie selbst werden Ihnen dafür dankbar sein. Finden Sie Möglichkeiten, spielerisch an die Arbeit heranzugehen. Wir können unsere Arbeit ernst nehmen, ohne dabei uns selbst über die Maßen ernst zu nehmen. Bleiben Sie am Ball, damit Sie präsent sind, wenn Ihre Kunden oder Mitarbeiter Sie brauchen. Und wenn Sie merken, dass Ihre Energie nachlässt, so gibt es ein absolut sicheres Gegenmittel: Finden Sie jemanden, der Hilfe, ein Wort der Unterstützung oder einen aufmerksamen Zuhörer braucht – und bereiten Sie ihm einen schönen Tag.[10]

Ich habe einmal eine Arbeit zum Thema Unzufriedenheit am Arbeitsplatz geschrieben und zahlreiche Informationen in der Literatur, im Internet, bei der AK Wien, der AK Niederösterreich, beim Verein für Konsumenteninformation Österreich und in Fachzeitschriften gesammelt, wobei die Quellen unendlich sind. Allein im Internet findest du in der Suchmaschine »Google« über 100.000 Einträge zum Thema.

Laut Wikipedia ist Unzufriedenheit am Arbeitsplatz eine negative Einstellung, die aus subjektiven Bewertungen der jeweiligen allgemeinen und spezifischen Arbeitssituationen und der Erfahrung mit diesen resultiert. Die praktische Bedeutung der Arbeitsunzufriedenheit wird vor allem in ihren Beziehungen zu Motivation, Fehlzeiten- und Fluktuationsquoten, Unfallhäufigkeit, Krankheitsquoten und bestimmten Erkrankungen sowie allgemeiner Lebenszufriedenheit gesehen. Viele »Unzufriedene«, die ich befragt habe, haben keine Zeit. Die Zeit »rennt davon«, der Tag ist »viel zu kurz« – die Betroffenen klagen über eklatante Zeitdefizite.

Erfolgreiche Manager, erfolgreiche Unternehmer erkennt man daran, dass sie Zeit haben, Ruhe ausstrahlen und nicht hektisch von einem Termin zum andern hetzen. Sie arbeiten nach einem straff organisierten Plan. Ihr Erfolgsfaktor ist die Gleichung: Arbeitseinteilung = Zeiteinteilung. Meine Hypothese ist folgende: Mindestens 70 Prozent der Arbeitnehmer sind unzufrieden, weil es ihnen vor allem an Zeit, an Energie, an Wertschätzung, an Lebensqualität, an Motivation, Selbstkontakt, an Glauben an das Bewältigen von Aufgaben, an Auftankfähigkeit, an körperlicher Belastbarkeit und auch an Effizienz mangelt. Ich habe festgestellt, dass viele Betroffene im Unterbewusstsein spüren, später, wenn sie sich intensiver mit ihren Indispositionen beschäftigt haben, auch wissen, dass »irgendetwas« mit ihnen nicht stimmt. Ihre Lebensqualität ist reduziert und bewegt sich auf einem nicht liebens- und lebenswerten Level. »Es fließt nicht.«

Damit sind wir wieder beim »Fluss«. Es geht nicht vordringlich um die finanzielle Investition. Es geht vor allem um die Bereitschaft, Zeit zu investieren. Zeit, die gut genutzt werden wird. Zeit, die Lebensfreude, Lebensqualität bringen wird. Ein weiteres Thema in diesem Zusammenhang ist Veränderung, da geht es primär um Neuorientierungsprozesse. Nicht wenige überlegen aufgrund der derzeitigen wirtschaftlichen Situation einen Wechsel in ein anderes Unternehmen beziehungsweise einen frühzeitigen Ausstieg mit einem sogenannten »Golden Handshake«. Obwohl der immer öfter ein »blecherner Handshake« ist. Die Forderung nach Höchstleistungen betrifft zahlreiche Mitarbeiter – gerade in Zeiten einer oder mehrerer Wirtschaftskrisen. In der Folge von Einsparungskonzepten sehen sich viele Mitarbeiter mit dem Thema Erfolg konfrontiert – es geht um befürchtete Fehlschläge oder Versagensangst. Die Frage nach der Motivation ist dann wichtig, wenn es um den Grad der Anforderung geht. Viele Arbeitnehmer sind unterfordert, was wiederum von der jeweiligen Führungsebene abhängt. Aber auch, möchte ich hinzufügen, von der eigenen mentalen Einstellung, vom Wahrnehmungsgrad, vom Blickwinkel. Die Kernfrage ist auch hier: Ist das Glas halb voll oder halb leer? Auch

Frustration spielt eine große Rolle. Überlastung und Belastbarkeitsmangel sind konkrete Themen, ebenso auftretende Gesundheitsbeschwerden, sprich fehlende Körperkooperation. Viele haben keinen Missions- beziehungsweise Visionskontakt, das heißt: Mit diesen Themen beschäftigen sie sich nicht.

Hinter diesen Problemen stecken viele mentale Ursachen – hauptsächlich falsche oder keine Bilder, falsche oder keine bis wenige Wörter im Unterbewusstsein und auch im Bewusstsein. Ein falsches beziehungsweise gar kein Zeitmanagement – eine eigene Planung ist nicht vorhanden. Viele Ressourcen, die ursprünglich zur Verfügung standen, sind nicht mehr da, sie sind verschüttet. Begeisterung und Power etwa sind verloren gegangen. Ein Kollege sagte mir einmal: »Ich kann mich nicht konzentrieren. Das fällt mir so schwer. Und damit merke ich mir nichts. Ich behalte nichts im Hirn!« Hier war die kognitive Ebene betroffen. Aber es wunderte mich auch nicht. Wenn er sich nicht konzentrieren kann (oder will?), dann fehlen ihm Motivation und Interesse. Über einen längeren Zeitraum hinweg auf ein- und dieselbe Sache (Inhalt, Person etc.) fokussiert zu sein, das versteht man unter Konzentrationsfähigkeit. Diese Fähigkeit kann man trainieren wie einen Muskel. Nur wissen das nicht alle …

Einige Anmerkungen möchte ich noch zur »Unzufriedenheit am Arbeitsplatz« loswerden. Die Wertschätzung für den Mitmenschen geht allzu oft verloren. Die »Ich-Rolle« wird auch am Arbeitsplatz immer mehr vernachlässigt und damit schrumpft die Authentizität. Widerspruch? Undenkbar. Gute Ideen öffentlich äußern, vielleicht dem Vorgesetzten gegenüber? Nein, das macht Probleme, das ist unangenehm (für den Vorgesetzten). Ungerechtigkeiten anprangern, Missstände aufdecken, bloß nicht! Das konnte ich oft beobachten und erfahren: Verantwortung zu übernehmen ist nicht modern, das wollen die wenigsten, Hauptsache, sie wurschteln brav weiter vor sich hin, wichtig ist, dass es bequem und unverändert »grundelt«. Veränderungen sind unerwünscht, weil sie das altbewährte (und gemütliche) System durcheinanderbringen. »Das war doch immer schon so, warum sollten wir das jetzt ändern?«

Angst, Bedenken, Skepsis vor Ungewohntem. Doch damit ist die gesamte Lebensqualität minimiert, von Lebensfreude gar nicht zu reden. Verspürst du Lebensfreude? Bist du humorvoll? Den Humor gibt es spürbar bei vielen Mitmenschen schon lange nicht mehr. Ist dir das auch aufgefallen? Manche sagen dann wehmütig: »Früher war es lustiger. Früher war ich lustiger, besser drauf.« Das »Früher« wird ja gerne idealisiert, man vergisst die negativen Erlebnisse eher als die positiven. Kannst du lachen? Kannst du dich lustig machen? Auch über dich selbst? Nein? Dann solltest du vielleicht etwas überdenken und etwas tun. Menschen, die humorbefreit sind, sind nachweislich langweilig und in sich gefangen. Sie leben, so empfinde ich das, meistens für die Außenwelt, ihre Umwelt. Also agieren sie auch hauptsächlich für andere. In ihrem Auftreten, in ihrem Modeverhalten, in ihrem Markenbewusstsein und vor allem im Reden über andere. Das macht nicht glücklich, glaube mir. Das heißt noch lange nicht, dass du immer und ewig selbstreflektierend unterwegs sein sollst. Nur vielleicht, ein Vorschlag, besinnst du dich auf deine inneren Werte. Auf die, wie ich schon anführte, verschütteten, verloren gegangenen, vergessenen Fähigkeiten (Ressourcen). Humor ist eine Begabung. Humor hat mit »heiterer Gelassenheit« zu tun, mit der man der Unzulänglichkeit der Welt und der Menschen, den alltäglichen Schwierigkeiten und Missgeschicken begegnet. Diese »engere« Auffassung ist in der sprichwörtlichen Wendung »Humor ist, wenn man trotzdem lacht« ausgedrückt, die von dem deutschen Schriftsteller Otto Julius Bierbaum (1865–1910) stammen soll.

Unterm Strich lautet die Bilanz: Eine gewisse Resignation hat sich breitgemacht. Nicht nur im beruflichen Bereich, nein, in allen sogenannten »Wohlstandsbereichen«. Was wünschen sich gestresste, unzufriedene Berufstätige? Sie wollen verständlicherweise weniger Stress, mehr Energie, ein besseres Betriebsklima, eine interessantere Arbeit, mehr Selbstbestimmung und mehr Engagement. Und vor allem: mehr Freude bei der Arbeit! Um in diesen Idealzustand zu kommen, braucht es Fähigkeiten, zum Beispiel: Schwung, Taten-

Humor ist eine Begabung.

drang, Arbeitslust, Gestaltungswillen, Leichtigkeit, Gelassenheit, Interesse, Genussfähigkeit. Auch innere Freiheit wäre ein erstrebenswerter Zustand. Vitalität, Stabilität, Überblick, Souveränität sowieso. Erinnere dich: Unsere Gedanken sind unsere Wörter und Bilder im Kopf. Die Wörter, die wir tagtäglich von uns geben. »Scheißjob. Trottelchef. Kollegenschweine …« Diese Liste ließe sich unendlich fortsetzen. Wenn dir an deinem Arbeitsplatz das und jenes missfällt, du das oder dies beklagst und bejammerst, und das immer wieder, dein halbes oder ganzes Leben lang, dann ändere es. Wenn du frustriert bist und deinen Frust am Arbeitsplatz an Kollegen und Kunden auslässt, dann unternimm etwas. Handle! Ich schlage dir drei Möglichkeiten vor:

Entweder du kaufst dein Unternehmen, krönst dich zum Chef und machst die Regeln.

Oder zweitens, du gehst zu deinem Vorgesetzten und kündigst. Schluss, aus, vorbei. In der Sekunde. Ich habe das einmal gemacht, das war 1990. Mein damaliger Chef sagte: »Wenn Ihnen irgendwas nicht passt, dann kündigen Sie halt.« Er meinte es nicht ganz ernst. Aber er schaute mich kurz – aus meiner Sicht zu menschenverachtend, zu überheblich – an, und da ich damals ein noch größeres Sensibelchen als heute war, sagte ich: »Ok, das tue ich. Jetzt.« Ich war pragmatisiert, unkündbar. Ich handelte spontan, ohne zu überlegen. Aus dem Bauch heraus. Und das war gut so, ich hatte zwei Arme, zwei Beine, einen Kopf mit ein bisschen Hirn – was sollte das Ganze?

Ändere deine Wörter und damit deine Gedanken.

Dritter Vorschlag: Du hältst ab jetzt die Klappe, was deine ewigen Beschimpfungen und Negativtiraden betrifft. Du gehst damit allen auf die Nerven, merkst du das nicht? Und du schadest dir. Also: Denke um. Ändere deine Wörter und damit deine Gedanken. Die Grundbedingungen sind dieselben, aber deine Einstellung ist eine andere. Deine Loyalität dem Unternehmen gegenüber, dem Arbeitsplatz gegenüber wird eine andere sein.

Grundeinstellung

Frag dich doch einmal: Was schätze ich an meinem Arbeitsplatz? Was brauche ich für mich, um Freude an meiner Arbeit zu haben? Was kann ich tun, um meine Motivation zu wecken oder zu steigern? Es liegt an mir beziehungsweise an dir.

In meinem eigenen Unternehmen irritiert mich das schon lange. Dieses Herumgemotze, dieses Gejammere, wie schlecht denn alles sei. Lustig oder tragisch, je nach Blickwinkel, ist, dass Kollegen oft dann, wenn Vorgesetzte ausgewechselt, geschasst oder gebasht werden, im Nachhinein hinhauen. Auf eine Art und Weise, dass dir übel wird. Da sind sie dann stark. Peinlich ist es, zu beobachten, wie sie die Gottobersten hofieren und umgarnen und um ihre Gunst heischen. Vielleicht haben sie auch keinen Spiegel zu Hause. Erinnerst du dich an die Causa Lindner im vergangenen Jahr? Die ehemalige Generaldirektorin des ORF, die angeblich sogar Mitarbeiter gezüchtigt haben und überhaupt immer schon eine ganz Böse gewesen sein soll? Anlass für das »Lindner Bashing« war ihr missglücktes Politengagement, auf das ich hier nicht weiter eingehen möchte. Ja, Frau Lindner schlug möglicherweise nicht den korrekten Ton gegenüber Mitarbeitern an. Aber ich bin der Meinung, dass jene, die sich das gefallen ließen, auch selbst schuld daran waren. Mit mir schreit niemand und drohen lasse ich mir auch nicht. Viele im ORF haben sich am pauschalen Lindner-Bashing beteiligt. Jene, die die Frau Doktor in früheren Zeiten umgarnt und umschmeichelt haben, die ihren Namen nur flüsternd ausgesprochen haben, ehrfürchtig, angsterfüllt, fielen nun über sie her.

Frau Lindner war einige Jahre meine Chefin bei *Willkommen Österreich*. Ja, sie war kein Samtpfötchen. Ja, Frau Lindner war barsch und hat ganz sicher öfter die falsche Tonart gewählt. Ja, Frau Lindner konnte auch sehr laut werden. Aber das war und ist mir persönlich lieber als diese scheinheiligen, »siaßlaten«, falschen und letztendlich niederträchtigen Mitmenschen, die so tun, als ob alles vergeben und vergessen sei, und dir dann das Hackl hineinhauen, wo und wann sie nur können. Es geht um die sich ausbreitende allgemeine Illoyalität. Es geht um das negative Ausrichten, um das Klagen und Schimpfen über das Unternehmen, über das Schlechtmachen der Firma, über die öffentliche Kritik am Stammtisch über das Programm. Und was ich besonders schändlich finde, das ist, wenn ehemalige Angestellte oder Mitarbeiter im Nachhinein in den Medien über den ORF herziehen. Öffentliches Jammern und Klagen ist illoyal und gehört kompromisslos geahndet. Das ist meine bescheidene Meinung. Das Ausrichten über die Medien ist eine Krankheit, die es vor allem in unserem geschätzten Unternehmen auszurotten gilt. Ich lese immer wieder in irgendwelchen Wochenzeitungen, dass Herr X oder Frau Y Klagen und Probleme haben, die mit der eigenen Firma zu tun haben. So etwas lese ich in der Zeitung? Und es bleibt (meistens) ohne Konsequenzen? Manchmal verstehe ich die Welt nicht mehr.

Du wirst dein Unternehmen auf diese Weise nicht zum Positiven verändern. Aber du wählst deine Grundeinstellung selbst. Deine Motivation, deine Loyalität, deine Einstellung deinem Arbeitsplatz gegenüber wählst du selbst. Du kannst deine Grundeinstellung täglich selbst wählen und festlegen, mit welcher Stimmung du an Personen oder an Aufgaben herangehst. Ich ging nicht immer gerne in die Arbeit, weil ich vergaß, zu schätzen, was ich an meinem Arbeitsplatz und auch an vielen Kollegen habe, weil ich einfach nicht daran dachte. Die Sendung, die ich derzeit moderiere, heißt: *Heute Leben*. Eine fantastische Kombination aus »Heute« (!) und »Leben«. Wir haben nicht nur eine der quotenstärksten Sendungen, wir haben auch eine hoch professionelle Mannschaft und wir haben Freude und Humor. Können das alle Abteilungen von sich behaupten? Ich freue mich, dass ich in diesem Team arbeiten darf. Darf! Das klingt ein bisserl schleimig, stimmt, aber ich wollte das einmal festhalten. Danke Team!

Die wenigsten unserer Mitmenschen sind motiviert, gut drauf, fröhlich, motiviert und energiereich. Warum? Ich denke, weil sie der pauschalen Manipulation unserer Gesellschaft erliegen, bei der es meist nur um die negativen Seiten des Berufslebens geht. »Ich muss arbeiten gehen!«, höre ich immer wieder und wieder. Warum musst du? Irgendwann einmal, in einer möglicherweise grauen, vernebelten Vorzeit deines Lebens, hast du deinen Beruf gewählt.

Deine Motivation, deine Loyalität, deine Einstellung deinem Arbeitsplatz gegenüber wählst du selbst.

Oder nicht? Du hast dich entschieden, Hausfrau und Mutter zu werden. Du wolltest vielleicht Lehrerin werden, Friseurin, Ärztin, Verkäuferin, Bauarbeiter, Architekt, Schaffner oder Polizist. Das alles wolltest du einmal. Außer, du warst träge oder faul, inkonsequent und nicht bereit, etwas Konkretes zu lernen, eine zielorientierte Ausbildung zu machen, sodass du fremdbestimmt wurdest. Andere haben entschieden, was du arbeitest. Irgendetwas musst du im Normalfall ja tun, um dir deinen Lebensstandard zu erhalten. So nach dem Motto: »Ich interessiere mich sehr für Sprachen, nur die Grammatik und die Vokabeln mag ich gar nicht.«

Manchmal hat man Glück. Ich wusste auch nicht, was ich werden wollte. Ja, Lehrer zu werden war immer eine Option, der Opa war auch Lehrer, die sind ja angesehen und das ist ein ehrenwerter Beruf. Zumindest war das einmal so. Ich habe dann Lehramt studiert, habe auch abgeschlossen, und hatte das Glück, neben meinem Studium als freier Mitarbeiter im ORF-Landesstudio Tirol arbeiten zu dürfen. Ja, ich empfand es als »dürfen«. Weil ich Tätigkeiten ausübte, die mir große Freude und Spaß bereiteten, auch wenn es oft anstrengend war. Ich hatte Freude an meiner Arbeit und bekam noch dazu Geld dafür. Das war wunderbar, ich wurde entlohnt, ich verdiente mein eigenes Geld. Das tat ich übrigens auch neben meiner zweifelhaften Gymnasialkarriere seit meinem 15. Lebensjahr in den Sommerferien. Das prägte mich sehr, zumindest was meine Einstellung zum Thema Arbeit betrifft. Ich vermaß ganze Landstriche in Tirol für die Vermessungsämter der Stadt Innsbruck und des Landes Tirol, ich trug die Post Tausender Menschen im Lauf der Jahre als Briefträger aus, ich arbeitete als Packerlschupfer im Hauptpostamt, ich mühte mich am Bau ab und konnte damals zum ersten Mal in meinem Leben erahnen, was es heißt, richtig zu arbeiten. Mit 16 Jahren. Damals trank ich auch zum ersten Mal in der Früh oder am Vormittag Bier. Ich erinnere mich heute noch an den köstlichen Bier-Geschmack in der Gluthitze – vorher wusste ich gar nicht, dass es um 8 Uhr morgens schon 30 Grad haben konnte. Wie auch, wenn man im Bett herumkugelt. Und ich erinnere mich ganz genau an die fürchterlichen Schmerzen, die ich hatte, alles tat mir weh nach zehn Stunden täglich hackeln am Bau. Am Abend ging ich nach Hause, unter die Dusche, Mutter kochte köstliche Gerichte, dann ging es um 20 Uhr ins Bett. Bewegungs- und handlungsunfähig.

Das Gymnasium war mühsam, für mich und für meine Lehrer. Die Mitschüler waren zum großen Teil schreckliche Menschen, aus meiner damaligen Sicht. Bis auf ein paar Ausnahmen, die heute noch zu meinem engen Freundeskreis zählen. Christian H., mein ganz lieber Freund, Kurt A., selbst Mittelschulprofessor, in eben unserer ehemaligen Anstalt, dem ich während der Stunde nicht selten die selbst gebackenen Nusshörnchen seiner Mutter aus der Schultasche stahl. Im Großen und Ganzen war das Ergebnis dann schon in Ordnung, nur das Interesse fehlte, die Motivation und damit die Konsequenz. Daraus resultierten auch die Leistungen. Die Matura 1977 war eine Überraschung, für mich und für viele andere. Ich hatte es geschafft. Das war übrigens die wichtigste Prüfung, die ich je abgelegt habe. Sie ist in meiner persönlichen Wertung viel mehr wert als mein Universitätsstudium und danach der akademische Abschluss als Mentalcoach. Du musst in einem Alter Gas geben, in dem du – vor allem als junger Mann – ein Affe bist. Frauen sind reifer als wir, als Mädchen, als Jugendliche, im Älterwerden. Das ist so und das sollten wir Machos auch so akzeptieren. Ich habe kein Problem damit, was sollte ich auch anderes schreiben, ich lebe in einem Frauenhaushalt. ☺

Wenn ich mich heute anschaue – Moderator ist ja kein Beruf an sich. Moderator wirst du im Lauf der Jahre, vorher warst du im Regelfall Redakteur und Reporter und bestenfalls auch beim Hörfunk usw. Als Moderator wirst du »entdeckt« oder »bestimmt«, weil du einem Chef oder einer Chefin aufgefallen bist. Bei mir war es ein Zufall. Ich hatte Hörfunk-Dienst im Landesstudio Tirol, es war ein Sonntag. Der mittlerweile verstorbene Chefredakteur Josef Kuderna kam in mein Großraumbüro und klagte, dass der Moderator von *Tirol Heute* krank sei und der weibliche Part auf Urlaub in Hinterindien oder sonst wo, auf jeden Fall nicht erreichbar. Er fragte, ob mir nicht jemand einfiele, der morgen moderieren könnte. Ich schüttelte den Kopf und sagte Nein, innerlich dachte ich auch keinen Sekundenbruchteil an die Möglichkeit, dass ich das machen könnte. Im Hörfunk war ich gut, sehr gut sogar, im Fernsehen bin ich mir heute noch nicht ganz sicher. Obwohl es besser wird … das Gefühl mir gegenüber, meine ich. Joschi, wie wir ihn nannten, verließ das Büro wieder, um nach einer Viertelstunde wiederzukommen, mich angrinsend und mit dem spitzen Zeigefinger auf mich deutend sagte: »Du, WoPi, wirst es machen. Du!« Ich sagte: »Nein, ich werde das nicht machen.« Er wieder »Jaja, du!« WoPi nannten sie mich, meine Tiroler ORF-Freunde. Unschwer zu erkennen, dass das eine Abkürzung meiner beiden Namen war. WoPi darf heute übrigens nur noch der Tiroler Landesdirektor, mein ehemaliger sehr geschätzter Kollege Helmut Krieghofer, zu mir sagen. Naja, der Gruber Helmut, mein Kitzbüheler Spezi, auch. Aber dann ist Schluss. Ich sollte »das« also machen. Innerhalb einer Stunde wurde die Technik ins Haus beordert, dazu der Regisseur und nach meinem Hörfunk-Dienst wurde eine Probesendung *Tirol Heute* mit mir als Moderator gedreht. Das war etwas … Und am nächsten Tag war es dann so weit. 19 Uhr – *Tirol Heute* mit Wolfram P. Die Aufregung, die eigene vor allem, war entsetzlich groß. Die Adrenalinausschüttung enorm. Große Angst. Heute fällt es mir leicht, mich zu analysieren. Angst wovor und warum? Aber das ist ja normal. Immer, wenn du etwas Neues, etwas Ungewohntes machst, hast du Angst. Ein flaues Gefühl im

Bauch, ein Flattern. Verdauungsprobleme gar. Lustigerweise fühle ich mich auch heute noch, 26 Jahre danach, so wie damals, wenn ich mir ein Foto der ersten Sendung anschaue. Grauenhaftes Sakko, schreckliche Krawatte, von den hellen Socken gar nicht zu reden, und dann dieses jugendliche Gesicht mit den schmalzigen Gelhaaren. Ein Wahnsinn. Gott sei Dank vorbei und gut überstanden. Das Datum merke ich mir leicht – es war der 8.8.88. Den Zusehern hat es gefallen und ich wurde als dritter fixer Moderator eingesetzt. Das war für mein Ego ganz interessant. So nach zwei, drei Sendungen spazierte ich die Maria-Theresienstraße in Innsbruck auf und ab, in der Hoffnung, dass mich jemand erkennen möge. Denn jetzt war es mit der Hörfunk-Anonymität vorbei. Jetzt hatten die Stimme und der Mensch ein Gesicht, das man im Fernsehen sah, und damit gab es einen Wiedererkennungswert auf der Straße. Jetzt war ich bekannt. Prominent. Toll, was? Aber es hat mich niemand erkannt, außer meinen Freunden, Bekannten und Verwandten. Und dass du in dem engen Innsbruck einen oder mehrere davon triffst, das war sehr wahrscheinlich.

Nach der Kündigung im Jahre 1990 übersiedelte ich nach München und arbeitete bei SAT.1 Bayern. Es war eine tolle, fruchtbare Zeit. Dabei erkannte ich, dass »die Deutschen« auch nicht anders oder besser sind als wir Österreicher. Das ist unser großer Komplex, dass wir das von vornherein immer wieder annehmen. Was uns die werten Nachbarn freilich voraus haben: Sie reden viel mehr und vor allem reden sie viel mehr über sich. Ich muss an dieser Stelle darauf hinweisen, dass es sich hier einzig und allein um meine Erfahrungen und Eindrücke handelt. Bei mir redeten die Deutschen eben sehr viel, auch über sich selbst. Sie gratulierten sich am Arbeitsplatz, vor allem im Medienbereich, oft zu ihren Leistungen. Das passiert mir in Österreich nur ganz selten. Außer die Quote schießt raketenartig in den Medienhimmel, dass die Vorgesetzten gar nicht mehr anders können als Lobeshymnen per E-Mail zu verfassen. »Wir« Österreicher sehen uns auch nicht als bessere Medienmacher, weil Thoma RTL-Chef war und Zeiler in Deutschland und später europaweit einer der besten Medienmacher überhaupt geworden ist. Ich habe den Eindruck, wir Österreicher sind eigentlich kreativer, haben aber auch mehr Komplexe. Kreativität hat mir in meinem Leben sehr viel gebracht und mir sehr geholfen. Das hat vielleicht auch mit meiner musikalischen »Karriere« zu tun, beginnend als Wiltener Sängerknabe in Innsbruck, ein braver, ganz passabler Chor damals, obwohl Knabengesang heute für mich beinahe etwas Unerträgliches ist. Außer die Wiener Sängerknaben bei *Christmas in Vienna*, aber da wird man ja auch in die dafür nötige Stimmung manipuliert. Und die Wiltener Buam auf ihrer jüngsten CD. Musik habe ich dann später auch studiert, am Mozarteum in Innsbruck, wo es eine Expositur gab, und auch in Salzburg an der Musikhochschule selbst, um dem engen Innsbruck zu entkommen. Naja, entkommen klingt jetzt übertrieben, aber es war schon eine Art kleine Flucht. Musikerziehung Lehramt, Instrumentalmusikerziehung Lehramt, Musikpädagogik usw. Myriaden von musikalischen Inputs und Outputs. Gesang als Hauptinstrument, man stelle sich das vor! Klavier, Gitarre und noch einiges mehr. Das ist auch eine Art Hypothek, wenn du talentiert bist in verschiedene Richtungen. Die Betonung liegt auf »talentiert«, denn von da ist es noch ein weiter Weg bis zum Könner. Dieses Ziel – ein Könner zu sein – habe ich leider oder Gott sei Dank nie erreicht. Der Perfektionismus war auch nie ganz das Meine. Das erinnert mich zu sehr an Strebertum und an all diese Typen in der Schule, die leicht schwitzend und leicht übel riechend vor sich hingestrebert haben und die Lehrer meistens zufriedenstellten. Meine Tochter Sophie erzählte unlängst, dass eine Mitschülerin, nachdem sie ein »Befriedigend« kassiert hatte, geweint hat. Ich sagte ihr, ich hätte in der Schule auch geweint, wenn ich ein »Befriedigend« bekommen hatte, allerdings aus Freude und Glückseligkeit. Sind solche Aussagen pädagogisch wertvoll? Nur wüsste ich generell manchmal gerne, was in unserem Schulsystem als pädagogisch wertvoll erachtet wird! Immer wenn ich mit meinen Kindern über das Thema Schule rede, fällt mir meine eigene zweifelhafte Gymnasialkarriere ein. Mein heute noch sehr lieber Freund Mag. Christian H. und ich haben die Matura als Ziel gesehen, aber als ein völlig absurdes für uns, ein wahrscheinlich nie zu erreichendes. Was mittelbar auch mit unserem Lernverhalten in der Schule zu tun hatte. Ehrgeiz und Fleiß waren Fremdwörter für uns. Ich weiß nicht, wie das die heutigen Schüler empfinden. Wahrscheinlich ist deren Interesse und daraus resultierend deren Motivation immens groß bei diesem fantastischen Bildungsangebot im Lande. Die Lehrer sollen unsere Kinder erziehen? Die Lehrer sollen mehr arbeiten? Sollen länger in der Schule sein, an ihren – und glaube mir, ich weiß, wovon ich schreibe – zwei Quadratmeter großen Arbeitsplätzen verharren? Die Dauer der Anwesenheit hebt also die Qualität? Jaja, es gibt sie schon auch bei den Lehrern, die sogenannten schwarzen Schafe. Wir haben auch acht Millionen Bildungsexperten im Land. Toll, was die alles wissen, zum Beispiel, warum wir die Pisa-Studie brauchen. Es stimmt längst nicht alles, was sogenannte und selbst ernannte Schüleranwälte, Bildungsexperten etc. in Printmedien verbreiten. Bevor ich meine Frau heiratete, wusste ich nicht, dass sie einen mindestens 50-Stunden-Job hat.

| **Welche Grundeinstellung haben wir verschiedenen Lebensthemen gegenüber?**

Sie ist Mittelschulprofessorin und eine flotte Arbeiterin. Ich dachte mir, fein, Lehrerin, Ferien, viel Freizeit. Das war ein Irrtum. Alleine das Korrigieren von Hausarbeiten, von Schularbeiten nimmt viel Zeit weg. Und die Ferien, das ist die Zeit der Fortbildungen, der Seminare, der Wiederholungsprüfungsvorbereitung, der Nachbetreuung und was weiß ich noch alles. Ich brauche hier nicht als Verteidiger der fleißigen, bemühten, engagierten Lehrer aufzutreten, vielleicht erkennen sie eines Tages, dass sie von ihrer Standesvertretung doch nicht so fantastisch repräsentiert werden, wie das viele glauben, und vielleicht wehren sie sich eines Tages auch massiv gegen die permanenten Anfeindungen von jederfrau und jedermann. Lehrer sind in ihrem Berufsbereich enormen Belastungen ausgesetzt und sehr burn-out-gefährdet.

Wir könnten eine Gedankenveränderung versuchen. Wie behandle ich meine Mitmenschen? Auch Lehrer sind unsere Mitmenschen, oder? Wir könnten mit einer innerlichen Umformulierung unserer starren Gedanken beginnen. »Lehrer müssen unsere Kinder erziehen!« Stimmt nicht. Lehrer müssen den Lehrplan erfüllen, müssen Dienst nach Vorschrift machen und müssen nicht psychologische Berater unserer Kinder sein, sie müssen nicht unsere Kinder trösten, wenn sie sich anspeiben, sie müssen nicht Psychohygieniker sein, wenn zu Hause viel bis alles schiefläuft. Lehrer sind Wissensvermittler. Punkt. Sie müssen nicht erziehen. Vielleicht sollten wir mehr schätzen, was die (guten, engagierten, bemühten, über das Maß hinaus tätigen) Lehrer leisten? Vielleicht graben wir unsere akademischen Komplexe ein, von wegen alle sind gleich? Wir könnten zum Beispiel denken: »Ich bin sehr froh, dass unsere Tochter/unser Sohn eine bemühte Lehrerin hat.« »Ich schätze die Tatsache, dass die Lehrerin meines Kindes über das Maß hinaus auf ihn/auf sie eingeht!« Und vielleicht sollte man das der betreffenden Lehrperson einmal direkt sagen, in der Sprechstunde vielleicht, und nicht immer nur auf das System und die darin Tätigen hinhauen. Die schlechten freilich, die Tachinierer, die ewig nach ihren Vorteilen heischenden, die gehören einmal in die erste Reihe gestellt. Bei gutem Willen kann man das Positive erkennen und dann auch schätzen. Das wäre doch ein Ansatz. Dann sollten wir uns die Frage stellen: Wie behandeln wir uns selbst? Gehen wir gut miteinander um? Welche Grundeinstellung haben wir verschiedenen Lebensthemen gegenüber? Manchmal tut es (uns!) gut, wenn wir sie verändern.

Der Kutscher

Ich verwende ganz gerne die Metapher »Kutsche fahren«. Das Wort »Coach« kommt aus dem Englischen, heißt »Kutsche« und ist in der englischen Sprache seit 1556 nachgewiesen. Seit 1848 wurde eine umgangssprachliche Verwendung des Begriffs für private Tutoren von Studenten beobachtet, im sportlichen Bereich wird das Wort »Coach« seit 1885 in England und den USA verwendet. Der Begriff »Coaching« wird im allgemeinen Sinn im Zusammenhang mit Unterweisen, Anleiten und Beraten verwendet. Möchtest du wissen, wie Coaching wirkt? Skeptiker suchen möglicherweise gar keine Antworten auf das Wie, sondern eher auf das Ob. Sämtliche Wirkfaktoren sind in der Psychotherapie, im Coaching und bei anderen Beratungs- und Trainingsmethoden grundsätzlich gleich. Entscheidend ist die Frage, ob der Coach mit diesen Wirkfaktoren auch umgehen kann und ob er die notwendigen diagnostischen Instrumente beherrscht. Diese Ansprüche erfüllt er, wenn er eine fundierte, professionelle und anspruchsvolle Ausbildung absolviert hat. Ich habe meine Ausbildung am Mentalcollege in Bregenz in Kooperation mit der Universität Salzburg gemacht. Und das war heftig. In vielerlei Hinsicht. Das war Selbsterfahrung pur! Wir reden hier unter anderem über den Befähigungsnachweis für das Gewerbe der Lebens- und Sozialberatung gemäß BGBl. II Nr. 140/2003. Da geht es um Hunderte Ausbildungsstunden in Lebens- und Sozialberatung, um Einzelselbsterfahrung, um Gruppenselbsterfahrung, um Methodik, um Krisenintervention, um Rechtsfragen, um Berufsethik und Berufsrecht sowie betriebswirtschaftliche Grundlagen. Alleine die fachliche Tätigkeit im Rahmen des Studiums in Bregenz und Salzburg umfasste an die 1000 Stunden. Dass jeder Ausbildungsschritt von einer professionellen Supervision begleitet wurde, das versteht sich von selbst.

Auch wenn eine Recherche in den wichtigsten Datenbanken

(PubMed, ScienceDirect, INGENTA, EBSCO, Perinorm) 2012 ergab, dass es bisher keine seriösen, wissenschaftlichen Belege für die Wirksamkeit einzelner Coaching-Konzepte oder des Coaching insgesamt gibt, die über traditionelle Trainings- und Beratungsmaßnahmen hinausgehen, bin ich von der Wirksamkeit nicht nur überzeugt – ich weiß ganz einfach, dass es wirkt! Und nachhaltige Folgen und Auswirkungen auf dein Leben hat – wenn du dranbleibst! Du musst dranbleiben. Das ist wie beim Training für einen Marathon oder bei einem wie auch immer gestalteten Fitnesstraining. Es geht um die regelmäßige und ständige Beschäftigung mit dir. Ich habe es selbst erlebt. Durch Veränderung deiner Bilder und Wörter im Gehirn (deiner Gedanken) veränderst du deine Hirnchemie und damit deine Lebensqualität. Um nichts anderes geht es doch, oder? Was sollte der Coach verändern? Was sind deine Ansprüche, was deine Wünsche? Nicht an ihn oder sie, sondern nur an dich. Und welche Ansprüche sind realistisch zu erfüllen, welche Wünsche, welche Ziele oder gar Visionen? Natürlich sind der Scharlatanerie Tür und Tor geöffnet. Ich kenne »Coaches«, die begleiten verhaltensauffällige Kindergartenkinder, die »behandeln« schwer erziehbare Volksschulkids, die hypnotisieren deren überforderte Lehrer, die beraten mittags Kinder mit Lernschwierigkeiten, am Nachmittag die frustrierte Hausfrau und am Abend ist dann der Manager dran. Und das in Personalunion. Sie sind einfach Spezialisten für alles. Hände weg von diesen »Coaches«. Orientiere dich an Spezialisten, an Männern und Frauen, die einen guten Ruf haben, an verantwortungsbewussten Beratern, die sich spezialisieren. Die dir auch empfohlen werden durch Mundpropaganda. Lass dich nicht blenden von aufgemotzten Homepages oder von modern und cool gestalteten Visitenkarten. Es kann niemand Fußballcoach, Basketballtrainer und Eishockeybetreuer gleichzeitig sein. Das geht nicht. Lass dir einen seriösen Überblick über die Ausbildung des von dir erwählten Coaches geben. Das ist legitim und ein Profi wird auch nichts dagegen haben. Sei wachsam. Schau genau hin, wo er seine Ausbildung absolviert hat. Nicht jedes Institut, das Ausbildungen und Lehrgänge anbietet, ist auch berechtigt, diese durchzuführen, geschweige denn Prüfungen abzunehmen. Ein Zertifikat kann dir jeder ausstellen, aber ist es auch gültig? Alle Lebensberater, die einen zertifizierten Lehrgang besucht haben, verfügen über eine solide Ausbildung nach den Kriterien der WKO. Aber es gibt keine Möglichkeit, über eine Suchmaschine herauszufinden oder zu unterscheiden, wer welche Ausbildung absolviert hat.

Bevor du dich auf die Suche machst, solltest du für dich ein paar wichtige Punkte klären. Erstens: Welcher Dienstleister ist der richtige für dich? Handelt es sich um ein psychisches und damit möglicherweise medizinisches Problem? Oder brauchst du psychotherapeutische Hilfe? Ist der Lebensberater dein Mann beziehungsweise die Lebensberaterin deine Frau? Das alles solltest du im Vorfeld abklären. Wenn es der Lebensberater, der Coach ist, dann frage dich: In welchem Bereich oder in welchen Bereichen brauche ich Hilfe und Unterstützung beziehungsweise Begleitung? Benötigst du Familienberatung oder ein Lern-Coaching oder denkst du, dass deine Kernengpässe mit mentaler Arbeit erweitert werden können? Ein anderer wichtiger Entscheidungsparameter ist die Beantwortung der Frage: Möchte ich lieber mit einer Frau oder einem Mann als Lebensberater/Coach/Therapeut arbeiten? Das ist ein ganz wichtiger Punkt. Manche können mit Frauen nicht, andere wiederum finden den Gedanken, sich einem Mann anzuvertrauen, schrecklich. Die Entscheidung liegt ganz bei dir. Dann schenke bitte auch der Frage nach dem Alter des Beraters Beachtung. Soll er eher jünger oder älter sein? Älter bedeutet nicht immer automatisch mehr Lebenserfahrung, das könnte auch mehr Lebensfrust bedeuten. Wenn du diese verschiedenen Kriterien für dich beantwortet hast, dann suche dir mindestens drei mögliche Kandidaten aus, lass dir bei allen einen Termin geben und mache bei jedem eine Erstberatung. Bei den meisten (seriösen) Beratern ist diese Erstberatung kostenlos, meistens eine halbe Stunde für dich und für dein Gegenüber zur Orientierung. Danach kannst du dich in aller Entspanntheit und Ruhe entscheiden, wer es werden wird. Vielleicht passen dir auch alle Kandidaten nicht, dann suche weiter. Dieser erste Schritt ist mühsam, ja, anders kann und soll es auch nicht sein. Du willst eine Veränderung in deiner Lebensqualität und das bedeutet, du musst diese Veränderung angehen und bewirken. Diese Schritte können sogar sehr anstrengend und kompliziert sein und der innere Schweinehund, der sich auch in diesen Situationen allzu gerne und vor allem ungefragt meldet, rät dir dazu aufzugeben. Vorschlag: Er soll den Mund halten und still sein und du kommst ins Tun.

Die erste Aufgabe lautet: Du suchst dir einen zertifizierten Lebens- und Sozialberater. Du suchst dir jemanden, der die fachliche Qualifikation zur Erlangung des Gewerbes Lebens- und Sozialberatung erbringt (nach § 94 Z 46 GewO 1994). Dazu sind Nachweise über die erfolgreiche Absolvierung von mindestens 240 Stunden »Methodik der Lebens- und Sozialberatung«, mindestens 80 Stunden »Krisenintervention«, mindestens 16 Stunden »Berufsethik und Berufsidentität«, 16 Stunden »Betriebswirtschaftliche Grundlagen«, 24 Stunden »Rechtliche Fragen im Zusammenhang mit der Lebens- und Sozialberatung« notwendig. Dazu Einzelselbsterfahrung im Ausmaß von mindestens 30 Stunden, Gruppenselbsterfahrung von mindestens 120 Stunden und eine fachliche Tätigkeit im Ausmaß von mindestens 750 Stunden unter begleitender Supervision, insbesondere im Sinne einer Fallkontrolle durch eine ausbildungsberechtigte Person.

Auf der Homepage www.lebensberater.at erfährst du alles Wissenswerte zu diesem wichtigen und für deinen weiteren Lebensweg mitentscheidenden Thema. Mein Rat: Konsultiere nie einen Berater, der nicht den Gewerbeschein in Lebens- und Sozialberatung hat. Und mache nie eine diesbezügliche Ausbildung bei einem nicht dazu berechtigten Institut. Erkundige dich gründlich und lass dir von den leider zahlreichen Scharlatanen ja nichts einreden. Der Fachverband der gewerblichen Dienstleister der WKO, zu dem die Lebens- und Sozialberater gehören, informiert detailliert über die genehmigten Lehrgänge (auch Coaches etc.) auf der Homepage www.lehrgangsregister.at. Hier findest du sämtliche Institute in Österreich, die berechtigt sind, diesbezügliche Lehrgänge und

Ausbildungen zu machen. Es lohnt sich, sich das gründlich anzusehen.

»Coaching am Arbeitsplatz« ist ein wichtiges Thema. Ein Coaching zur Leistungssteigerung wird eingesetzt, wenn ein Mitarbeiter keine akzeptable Leistung (aus oft unbekannten Gründen) erbringt. Dabei handelt es sich um einen Prozess, der mit der Analyse der Leistungsfähigkeit des Individuums beginnt und darauf zielt, Mittel und Wege zur Verbesserung zu finden. In der Praxis erfolgt dies häufig in einem Gespräch zwischen dem Vorgesetzten, dem Betroffenen und einem (internen) Experten aus der Personalentwicklung. Dazu kommt noch ein weiterer Aspekt: Je höher ein Manager in der Hierarchie aufsteigt, desto weniger aufrichtiges Feedback bekommt er, obwohl Feedback gerade in Spitzenpositionen besonders wichtig ist. Und Topmanager sind, so meine Beobachtung, nicht selten beratungsresistent. Von einem Coach im Management wird erwartet, dass er als Gesprächspartner »auf Augenhöhe« ernst genommen wird. Das setzt voraus, dass er über fundierte Praxiserfahrungen verfügt und den Umgang mit validen Diagnose- und Entwicklungsinstrumenten beherrscht. Ein Coach ist kein Lehrer, Ratgeber, Prediger, Problemlöser, Tröster oder Beichtvater, ein Coach ist Partner bei der Bewältigung unternehmerischer Herausforderungen und Probleme. Dabei ist nach wie vor nicht die Lernform, sondern der Inhalt entscheidend. Der Begriff Coaching wird mitunter willkürlich und widersprüchlich verwendet. Manche Anbieter behaupten, Coaching sei eine lösungsorientierte Beratung, andere wiederum schließen die Beratung völlig aus. Eine häufige Formulierung besagt, Coaching sei eine »Begleitung« oder »Unterstützung« des Kunden, bei der dieser eine Problemlösung selber finden soll.

Fazit: Coaching ist auch ein Modewort für traditionelle Lern-, Trainings- und Beratungsaktivitäten. Man braucht den Begriff Coaching auch nicht zu verwenden – wichtig ist eine ausführliche Information über das Angebot seitens des potenziellen Kunden, um in Erfahrung zu bringen, worin sich eine Ausbildung inhaltlich, methodisch und qualitativ von anderen Ausbildungslehrgängen unterscheidet. Was wird in verschiedenen Bereichen wie Training, Beratung, Psychologie, Managementberatung, Pädagogik, Personal- oder Organisationsentwicklung angeboten? Auch eine Überprüfung des Preis-Leistungs-Verhältnisses ist ratsam. Damit stellt man klar, was unter dem Begriff »professionell« zu verstehen

> Dein Coach ist also – und hier kommt die Metapher ins Spiel – dein Kutscher. Der Passagier bist du selbst.

ist. Manche Coaches und Verbände nehmen »Professionalität« für sich in Anspruch und vermitteln dadurch die Botschaft, dass ein »ausgebildeter« Coach eine Qualifikation habe, die durchaus mit der eines Mediziners, eines Anwalts oder eines Wirtschaftsprüfers vergleichbar sei. Dein Coach ist also – und hier kommt die Metapher ins Spiel – dein Kutscher. Der Passagier bist du selbst. Du kannst auch gerne die Zügel in die Hand nehmen, nur das dauert. Das musst du können. Zuerst lernst du kennen, dann können. Für ein sicheres Fahrvergnügen ist aber auch die Beschaffenheit der Kutsche von Bedeutung. Auch als Mitfahrer sollte man einen kritischen Blick auf das Gespann werfen, bevor man in die Kutsche steigt. Es sollten nur Pferde eingesetzt werden, die an den Straßenverkehr gewöhnt und nicht außergewöhnlich schreckhaft sind. Geschirr und Zaumzeug gehören penibel gepflegt und auch auf Bremsen und Beleuchtung muss ein besonderes Augenmerk gelegt werden. Es gilt also, einige wichtige Voraussetzungen zu beachten.

Selbsterfahrung

Was mein Coach beziehungsweise meine Therapeutin Christine Bauer-Jelinek konkret mit mir angestellt hat, das weiß ich nicht mehr genau. Ehrlich gesagt, ich wusste es damals auch nicht so recht. Es war mir egal. Hauptsache, es wirkte. Die Momente der Erinnerung vermischen sich gerne mit Elementen der Fantasie, ein wenig dichtet man dazu, andere Dinge lässt man wieder weg. Es ist ein nebuloses Erinnerungsgebilde, das nicht mehr klar werden will, auch bei näherem Hinschauen und dem Versuch, sich zu erinnern, nicht. Es war ein regelmäßiges Ritual. Es hat im Großen und Ganzen sehr gutgetan, aber dass die Therapie-Sitzungen immer angenehm und befreiend, problemlösend waren, nein, sicher nicht. Manchmal ging mir Frau Bauer-Jelinek ganz schön auf den Geist. Im wahrsten Sinne des Wortes. Dann, wenn es mir besser ging und sie Dinge von sich gab, die mir nicht passten. Da ich auch einer jener Mitmenschen bin, die gerne hören, was ihnen gefällt, tat ich mir fallweise schwer. Frau Bauer-Jelinek sagte oft Dinge, die mir nicht gefielen. Sie schenkte meinen vermeintlichen und auch tatsächlichen Problemen – immer aus meiner Sicht – eine zu geringe Bedeutung. Tat sie natürlich nicht, aber ich empfand es damals in der Momentaufnahme so. Und da ich auch ein wenig … narzisstisch veranlagt bin, ging das gar nicht. Ich weiß schon, das sollte ich hier besser nicht anführen, ich weiß, was narzisstisch bedeutet – ja, ich hatte und habe immer noch ein gesteigertes Verlangen nach Anerkennung und überschätze mitunter meine eigenen Fähigkeiten. Ist doch auch okay. Ich muss und will nicht perfekt sein und bin es nicht. Ich darf auch Fehler machen und mache sie. Manchmal zu viele, aber die Konsequenzen muss ich eh selber tragen. Oder wie geht es dir mit diesem Thema? Nimmt dir irgendjemand die Bürde oder die Bürdchen des Lebens ab? Nein, du bezahlst jede Rechnung selber.

Zurück zur Psychotherapie. »Ich bezahle hier und Sie tun gefälligst das, was ich will.« Das traute ich mich natürlich nicht auszusprechen, aber das waren meine Gedanken. Selten, aber doch. Ich hatte eine gehörige Portion Spundus vor meiner Therapeutin. Meine Gedanken kann ja erfreulicherweise niemand lesen. Frau Bauer-Jelinek konnte es fast. Das war fallweise schon unheimlich. Ein halbes Jahr ca. war ich bei ihr. Jeden Donnerstag am Vormittag. Und es wurde zur Gewohnheit. Das Zur-Therapie-Gehen war ein angenehmer, verpflichtender Termin. Nach dem Outing im Fernsehen war es irgendwie komisch, aber doch völlig normal, dass ich manchen Mitmenschen, die genau am Donnerstag zu dieser Zeit etwas mit mir ausmachen wollten, sagte, nein, da kann ich nicht, da gehe ich zur Therapie. Meine Psychotherapie, die rund ein halbes Jahr lang dauerte, war teilweise auch schmerzhaft für mich, weil ich zum ersten Mal bewusst Selbsterfahrung betrieb. Dich selbst zu erfahren, das ist ein spannender Prozess und nicht immer erquicklich, glaube mir. Das ist anstrengend, mühsam, schmerzhaft, aufwühlend, erfreulich, traurig … die ganze Palette.

Selbsterfahrung stand auch auf dem Stundenplan meiner Ausbildung am Mentalcollege in Bregenz – eine Selbsterfahrung, die das gesamte emotionale Spektrum ausschöpfte: Lachen, Weinen, Verzweiflung, Euphorie, Begeisterung, Fadesse. Aber im Rückblick war es reinigend, heilend, verändernd, es hat Positives gebracht. Ein Veränderungsprozess, der sich gewaschen hat. Ich gehe davon aus, dass wir uns im Klaren darüber sind, dass es eine Veränderung zu deinen Gunsten ist … Selbsterfahrung, das klang am Anfang für mich altklug. Ich muss mich oder sollte mich selbst erfahren? So ein Schwachsinn. Wozu?

Da ging es in einem Selbsterfahrungsexperiment einmal um die Aufgabe, ein Symbol, einen Gegenstand aus der eigenen Kindheit in die Vorlesung mitzunehmen, und dann würden wir schon sehen und natürlich erfahren. Psychotherapeutin Daniela Domig hat eine sehr emphatische Art in Verbindung mit einer gesunden Portion Humor und das kam bei uns sehr gut an. Wer von den Studenten kein Spielzeug oder keine Symbolik aus seiner Kindheit greifbar hatte, der durfte auch ein stellvertretendes Symbol mitnehmen, einen Stein beispielsweise, der den Platz des Lieblingsspielzeugs einnahm. Besser, wirkungsvoller erschienen mir die realistischen Symbole und Gegenstände. Am nächsten Tag trafen wir uns wie immer im College, hatten unsere Kindheitssymbole, Lieblingsgegenstände etc. mit und harrten der Dinge, die da kommen sollten. Und sie sollten geballt und intensiv kommen. Nicht nur für einen vermeintlichen Skeptiker wie mich. Übrigens war auch das ein Irrtum in meinem eigenen Denken über mich, denn ich war alles eher als ein Skeptiker, im Gegenteil, erfrischend offen, zu offen, zu vertrauensselig. Man lässt sich von außen, also von seinen Mitmenschen, viel zu viele Stempel und Wertigkeiten aufdrücken. Du bist so und so und ein bisschen so und überhaupt. Um darauf zu kommen, wie du gestrickt bist, musst du dich nur mit dir beschäftigen, nicht mit den anderen. Mit dir, als dem wichtigsten Menschen in deinem Leben. Die Studenten wurden eingeladen, ihre Gegenstände in die Mitte des Raumes zu legen, wir saßen im Kreis am Boden, 20 Personen. Am Boden im Schneidersitz, unbequem für jemanden, der hüftoperiert ist und vorher schon nicht der Gelenkigste war. Diese Unbequemlichkeit war aber bald wie weggefegt, als die Ersten begannen, den Gegenstand aufzunehmen, im Kreis zu gehen, jedem Kommilitonen den eigenen Gegenstand zu zeigen – wortlos. Emotionen brachen auf, Gefühle, Tränen flossen – ich wusste nicht, warum das so war. Und niemand genierte sich wegen seiner Gefühle vor den anderen. Normalerweise macht man das ja nicht, sich vor Fremden so zu öffnen. Da fällt mir ein bekannter österreichischer Spitzenmanager ein, der anlässlich des Todes seiner Frau in einem Zeitungsinterview gemeint hat, er weine nicht in der Öffentlichkeit, er zeige keine Gefühle, das gehöre sich nicht für einen Mann in seiner Position. Das gehöre sich nicht. Unglaublich.

Was ist da passiert bei dieser Selbsterfahrungsübung? Warum kam es zu solchen Reaktionen? Warum brechen erwachsene Menschen in Tränen aus, wenn sie ein Symbol aus ihrer Kindheit still präsentieren? Ohne es zu kommentieren – lediglich zu sagen, was es ist, also ein Teddybär oder ein Mensch-ärgere-dich-nicht-Spiel, eine Puppe, ein kleiner Gummiball etc. Das war sehr heftig, was sich da abspielte, es war aber auch schön. Sowohl während der Übung als auch in der Erinnerung Jahre danach.

Meine Therapeutin Christine Bauer-Jelinek brachte mir in den Anfangsphasen unserer Treffen unter anderem eine mentale Technik bei, die mir in meinen panischen Notsituationen sehr geholfen hat: die sogenannte progressive Muskelentspannung nach Jacobson. Es handelt sich dabei um eine Entspannungstechnik, die auf den Arzt und Wissenschafter Edmund Jacobson zurückgeht. Er beschäftigte sich zu Beginn des 20. Jahrhunderts intensiv mit der Funktionsweise der Muskulatur. Jacobson fiel auf, dass Muskelanspannungen häufig mit innerer Unruhe, Stress und Angstgefühlen einhergehen. Ich beobachtete dies auch bei mir immer wieder – immer dann, wenn ich angespannt, ängstlich, panisch war, dann war auch meine Muskulatur höchst angespannt. Wobei meine Ärzte mir immer einen erhöhten Muskeltonus diagnostiziert haben. Auch wenn ich mich entspannt und locker fühle, höre ich oft: »Hey Mann, entspann dich, sei nicht so angespannt.« Zurück zu Jacobson: Er beobachtete, dass auf eine kurzfristige Anspannung einer bestimmten Muskelgruppe mit der Zeit eine vertiefte Entspannung folgte. Deshalb erscheint das Grundprinzip der Methode auch paradox. Man erreicht Entspannung durch vorausgehende Anspannung. Wobei die Entspannungsphase deutlich länger sein muss als die Anspannungsphase. Gehirntechnisch funktioniert das so, dass durch Übertreibung der Reflexbefehl »loslassen« sozusagen inszeniert wird.

Bei der progressiven Muskelentspannung nach Jacobson handelt es sich um eine zeitaufwendige Angelegenheit, weil er ein sehr detailliertes Üben empfiehlt und auch kleine und kleinste Muskelgruppen miteinbezieht. Es gibt aber sehr viele Übungsabwandlungen, mir erschien damals die Kurzform in sieben Schritten die sinnvollste, weil auch nicht allzu zeitraubend. Wir begannen mit dem linken Arm, also alle Muskeln des linken Armes anspannen, so fest es geht – einen gewissen Zeitraum, dann entspannen. Und wie gesagt: länger entspannen als anspannen. Dann anderer Arm. Dann Schultern, dann Gesicht (alle Gesichtsmuskeln anspannen, eine Grimasse schneiden), dann Rumpf, also Rücken- und Bauchmuskeln, anspannen und wieder entspannen, linkes Bein und zum Schluss rechtes Bein. Frau Bauer-Jelinek zeigte mir dann noch einen achten Schritt, nämlich die Zungenspitze fest auf das Gaumensegel zu drücken – verharren – und loslassen, also entspannen. Der Trick mit der Zungenspitze war gut, den wandte ich oft an, weil mit Arm und Schulter und Gesicht usw. tat ich mir im Konzertsaal beispielsweise oder im Interview mit Studiogästen, wie du dir vorstellen kannst, schwer. Zungenspitze gegen Gaumensegel, das fiel nie jemandem auf und es half mir. Ein kleiner Trick, aber wirksam.

Panik Teil 5 – Das Outing

Alleine die vielen Begriffe, die im Internet, in der Fachliteratur rund um die »Zustände« herumgeistern, machten mich als Betroffenen wirr und unsicher. Panikattacken, Panikstörung, Angsterkrankung, Angstkrankheit, Angstzustände, Panik usw. war da zu lesen und im Gespräch mit Experten auch immer wieder zu hören. Was ist eine Panikstörung? Gefühlt besteht sie aus wiederholt auftretenden Panikattacken. Unabhängig von einer spezifischen Situation traten sie bei mir spontan und unerwartet auf, unangekündigt und völlig losgelöst von Anstrengungen. Panikstörungen, so sagte mir mein Hausarzt, sind völlig altersunabhängig, das heißt, jede und jeder kann sie in jedem Lebensabschnitt bekommen. Bravo! Gute Aussichten. Ich machte die Erfahrung, dass je mehr Angst ich vor einer neuerlichen Attacke hatte, desto größer war die Chance, auch eine zu bekommen. Diese große und beklemmende, zuschnürende Angst vor den wiederkehrenden körperlichen und seelischen Symptomen führte zu meiner noch größeren Anspannung. Es war mir mittlerweile klar, dass es bei einer Panikattacke zu einem massiven biologischen Adrenalinschub kommt. Diese Erkenntnis war aber nur ein schwacher Trost. Was habe ich gefühlt, welche Symptome habe ich an mir beobachtet? Heute schreibe ich »beobachtet«, damals im Selbstgespräch war es die Formulierung: »Woran leide ich?« Es war ein Leiden. Detailliert erinnere mich an Herzrasen, Herzklopfen, Schweißausbrüche, Zittern, feuchte Hände, Atembeschwerden, Beklemmungsgefühl, das Gefühl, gleich in Ohnmacht zu fallen, trockener Mund, Druckgefühl im Brustbereich, Übelkeit in der Magengegend, Schwindel, Unsicherheit, Benommenheit, Angst vor Herzinfarkt, Angst, zu ersticken, und vor allem die Angst, zu sterben. Immer wieder wurde ich im Lauf der Jahre nach den möglichen Ursachen gefragt. »Warum hatten Sie das? Was war die Ursache? Wer war schuld?« Ich weiß es nicht. Es interessiert mich auch nicht. Die Fachleute sagen, dass Panikstörungen meist in einer Belastungssituation ausbrechen. Aber da hätten wir doch relativ oft Grund in unserem Leben, Panikstörungen zu bekommen, nicht wahr? Beziehungsprobleme, Ehekrise, berufliche Probleme, Schwierigkeiten am Arbeitsplatz, existenzielle Geschichten ... Der Panik soll meistens ein verstecktes oder tiefer liegendes Problem zugrunde liegen. Kann schon sein. Ist und war mir aber tatsächlich egal.

Ich wusste freilich, dass der Krug übervoll war. Beruflich und privat. Und das rächte sich. Ich wusste auch, dass ich etwas unternehmen musste. Alleine war ich zu schwach dafür. Monate später saß sie dann bei mir im Fernsehstudio, die zierliche, schlanke junge Frau. Wir hatten damals in der Sendung *Willkommen Österreich* eine regelmäßige Rubrik mit dem Titel »Betroffene berichten«. Und diese Frau war eingeladen, weil sie an Panikattacken litt und darüber sprechen wollte. Hin und wieder wunderte ich mich schon, über welche persönlichen Befindlichkeiten und Schicksale die Menschen sich öffentlich ausbreiten wollten. Diese wollte also über ihr Thema sprechen – das auch mein Thema war, wovon außer meiner damaligen Freundin, meinen Eltern und meiner Chefin und ganz wenigen eingeweihten Freunden niemand etwas wusste. Der Skilehrertyp aus den Alpen. Stark, sportlich, scheinbar selbstbewusst, erfolgreich. Unverwundbar. Niemand ahnte etwas von meinen Unsicherheiten, von meiner Angst, jemand könnte erkennen, dass ich Panikattacken habe. Das ist ja ein bekanntes Phänomen, dass viele Menschen, die an Panikattacken leiden, glauben, die Umwelt würde ihren Fokus ganz auf sie lenken und sofort diagnostizieren, dass da etwas nicht stimmt. Mir ging es so. Und auch der jungen Frau bei mir im Fernsehstudio. Vier Kameras, Live-Sendung, über 800.000 Zuschauer, viele Mitarbeiter hinter den Kameras. Ich begrüßte meinen Studiogast und stellte meine erste Frage: »Wie machen sich diese Panikattacken denn bemerkbar?« Die Frau schaut mich groß an, sagt nichts, sekundenlang nichts und presst ein kaum hörbares »Das können Sie sich nicht vorstellen« heraus. Schweigen. In diesem Moment traf sie eine

Attacke. Sie hatte glasige Augen, schwitzte. Ich auch. Live-Sendung im Fernsehen und dein Studiogast spricht nicht. Hat eine Panikattacke. Fehlte noch, dass ich auch eine kriege. Panikattacke im Duett sozusagen. Ich dachte mir, wenn du nicht sprichst, dann muss ich etwas sagen. Und wie ferngesteuert sagte ich: »Ich kann mir das schon vorstellen. Das Herzrasen, die Übelkeit, der Brechreiz, der Schwindel, das Nicht-Sitzen-Können im Parkett im Theater oder im Kino, diese unerträglichen Menschenansammlungen, egal wo, Caféhaus unmöglich, Gasthaus noch schlimmer, öffentliche Verkehrsmittel gehen gar nicht usw.« Sie schaute mich groß an und sagte – auf einmal gar nicht mehr panisch: »Woher wissen Sie denn das alles?« Ich zögerte kurz: »Weil ich es auch habe.« – »Was?« – »Ja, ich habe auch Panikattacken.« Na bumm. Das saß.

    Meine Kollegen hinter den Kameras starrten und glotzten mich ungläubig an, glaubten nicht, was sie da hörten. Plötzlich wurden die Rollen im TV-Studio getauscht und das war spannend. Vor allem für mich in der Erinnerung. Wir tauschten die Rollen – ungeplant, aber bewusst. Aus der Betroffenen wurde die Interviewerin und aus dem Interviewer, also mir, der Betroffene. »Was machen Sie dagegen? Wie lange haben Sie das schon?«, fragte sie. »Naja«, sagte ich, »seit gut einem halben Jahr.« – »Tun Sie etwas dagegen?« – »Ja, die ersten vier Monate habe ich Psychopharmaka geschluckt, auf Verschreibung natürlich, mit dem ganzen Drum und Dran – Hineinschleichen und wieder langsames Absetzen, nachdem mir dieses Glücksbringerfressen nicht mehr getaugt hat.« Fressen sagte ich nicht, aber meinte es so. Ich dachte, ich kann mit 35 Jahren doch nicht regelmäßig Pillen schlucken, die mir zwar gefühlsmäßig sehr gut taten, denn die Panikattacken waren auf ein Minimum reduziert. Aber ich hatte Angst vor den Langzeitfolgen. Ich weiß heute nicht mehr genau, warum. Es war so ein Gefühl. Und so erzählte ich meinem Studiogast: »Und seit einigen Monaten gehe ich zu einer Therapeutin.« – »Was? Zu einer Psychotherapeutin?« – »Ja, ich denke, so heißt das. Zu einer Psychotherapeutin.« Die junge Frau war fassungslos. Ich fürchte,

> Ja, ich habe Panikattacken.

meine arme Mutter in Innsbruck auch. Jessas, jetzt ist es heraußen. Mein Sohn, der Psycho. Mein Vater war da eher cool – dem ging das, was andere Leute sagten und meinten, außer sie lagen ihm sehr am Herzen und waren somit wichtig für ihn, nicht nahe. Was heißt nicht nahe, es war ihm egal. Und nicht nur gespielt egal, tatsächlich. Eine Eigenschaft, für die ich ihn bewunderte. Er war ein toller Mann.

»Zu einer Psychotherapeutin? Und das sagen Sie jetzt hier im Fernsehen?« – »Ja, schon. Was soll ich anderes sagen? Sie haben mich ja gefragt.« Interessant war nun die Stimmung im Fernsehstudio, an die ich mich noch gut erinnere. Ungläubiges Erstaunen, ich fühlte mich sehr beobachtet, kein Wunder, schauten doch viele Hunderttausende zu. Aber das ist ja eine eher anonyme Situation. Wenn du in die Kamera schaust, in dieses runde oder viereckige Loch – zumeist schwarz –, dann ist es ja egal, ob da am Ende des Kabels einer sitzt oder eine Million. Nicht für die Quote, ich weiß schon. Aber die Anwesenheit der Kabelhilfen, der Kameraleute, der Aufnahmeleiter – das war schon sonderbar. Das Outing. Wobei Outing ja ein blödsinniger Begriff ist. Es interessiert mich nicht, wer mit wem, wann und wo. Vor allem ungefragt von Menschen, die von relativ geringem Interesse sind. Outing. Aber in diesem Fall traf es schon zu. Ich stellte mir noch während des Gesprächs mit der mittlerweile aufgewachten und quirligen Frau innerlich die Frage: Was hast du da erzählt? Interessiert das irgendjemanden? Was werden die zu erwartenden Konsequenzen sein? Wird es welche geben? Regie und verantwortliche Redakteurin ließen das Gespräch länger als geplant dauern. Ich glaube, es waren zwölf anstatt fünf geplanter Minuten. Die junge Frau war der Indikator und sie ahnte nicht, wie sehr sie mein Leben verändern würde. Schon klar, ich veränderte es, weil realistisch nur ich in der Lage bin, mein Leben zu ändern, außer es trifft mich die Schicksalskeule von außen. Aber das war damals schon etwas Besonderes.

Postkarten, viele Karten, zahlreiche Briefe erreichten mich in den nächsten Tagen und Wochen. Über tausend. Internet und damit E-Mail gab es damals noch nicht. Botschaften von Berührten, von Betroffenen und Angehörigen erreichten mich. »Bitte helfen Sie mir!« – »Sie sind so mutig, danke dafür!« – »Ich habe das auch!« – »Meine Frau, meine Schwester, mein Onkel, meine Nichte leiden daran.« – »Bitte helfen Sie mir!« Das war der Grundtenor der Karten und Briefe. Helfen? Wie? Ich verfasste dann ein Rundschreiben und schickte es an viele Hilfesuchende. Ich hätte es als äußerst unseriös empfunden, personelle, medikamentöse, wie immer geartete Tipps zu geben, da ich weder Arzt noch Psychotherapeut noch sonst ein Experte war. Ein Interview mit Vera Russwurm verschaffte mir dann endgültig große, auch zweifelhafte Popularität als psychisch Betroffener. Das war nicht ihre Schuld, sie gab das Interview detailgetreu wieder, aber die Öffentlichkeit vermischte, und tut das heute noch, Begriffe wie Panikstörungen, Depressionen, Schizophrenie etc. Jahre später formulierte es eine Mitpatientin in der Sonderrehabilitationsanstalt Villach – ich hatte eine Hüftoperation hinter mir, nichts Psychisches – folgendermaßen: »Na schau, da Pircher vom Fernsehn, griaß eana, im Fernsehn san S' vü blaaader

> Man kann etwas tun. Diese Grundfreiheit nimmt uns niemand weg.

…« – und ganz leise fügte sie im Gespräch mit ihren Tischnachbarn hinzu: »Der hod jo an Huscha! Des was i genau! Der hod Depressionen, des hod a im Fernsehn gsagt. Oda de Russwuam. Des is a oama Mensch.« Prinzipiell hatte die gute Frau schon recht. Natürlich habe ich einen »Huscher« – ich würde es nur anders benennen. Wir haben doch alle einen »Huscher«. Das ist ja auch in Ordnung so, oder? Zugegeben: Die einen haben einen größeren, die anderen einen kleineren. So ist das halt im Leben. Wenn es einem zu viel wird, dann hat man ja erfreulicherweise genügend Möglichkeiten, etwas dagegen zu unternehmen. Aber da sind wir wieder und zum wiederholten Male beim Thema Veränderung. Man kann etwas tun. Diese Grundfreiheit nimmt uns niemand weg. Wir sind in der Lage, etwas zu unternehmen. Klingt das nicht wunderbar erfüllend? Etwas tun! Machen und nicht machen lassen. Handeln. »Hin zu« und nicht »weg von«.

Spannend und fast außerirdisch war eine Erfahrung, die ich nach meinem Outing mit einem Vorgesetzten machte. Der pflichtbewusste brave Mann rief mich zu sich, nein, er ließ mich rufen, um mir dann in seinem Büro hinter verschlossenen Türen streng, lehrerhaft und sehr autoritär klarzumachen, dass derartige Auftritte im Fernsehen – als Moderator einer höchst erfolgreichen Sendung – so gar nicht gingen. Ich berichtige mich. Er wollte es mir klarmachen. Natürlich ist es ihm nicht gelungen, wie du dir vielleicht vorstellen kannst. Er wies auch darauf hin, dass ich das künftig zu unterlassen hätte und froh sein sollte, wenn es keine Konsequenzen gäbe. Was meinte der Gute? Eine Eintragung ins Klassenbuch womöglich, sprich Personalakte? Huh, da fürchte ich mich jetzt noch … Eine Verwarnung? Der Ausschluss? Rote Karte? Kündigung? Der Mann hatte Pech. Ich hatte durch meine hervorragende Psychotherapie nicht nur die Angst vor der Angst und den Panikattacken verloren, ich habe – und dieser Zustand dauert ganz sicher bis zu meinem Ableben an – auch jegliche Angst vor sogenannten Autoritäten und Chefs verloren. Die Betonung liegt auf Angst, nicht auf Respekt. So ihn sich die betroffenen Akteure verdienen. Und ich sagte das auch diesem Chef recht klar und deutlich. Ich machte ihn bei meinem Abgang natürlich auch (noch) freundlich darauf aufmerksam, dass er sich, sollte er mich noch ein einziges Mal in dieser menschenverachtenden Art und Weise anreden, auf der Doppelseite eines Wochenmagazins wiederfinden würde. Dass ich die Frage »Ist das eine Drohung?« mit Ja beantwortete, ist relativ klar. Das war aufgelegt. Ich habe ein hervorragendes Kurzzeitgedächtnis und kann Gespräche detailgetreu und druckreif wiedergeben. Der Mann hat es, erfreulicherweise für ihn, verstanden. Nie wieder habe ich in dieser Causa irgendetwas von ihm gehört.

Das Outing verursachte Wirbel. Nicht nur bei den vielen Menschen, die Hilfe brauchten und mir schrieben. Ich war in einer Zwickmühle. Was sollte ich den Betroffenen, deren Angehörigen raten? Ich, ein Laie, zugegebenermaßen mit einem laienhaften Coaching-Talent ausgestattet, wie es einmal eine Expertin formulierte. Aber personelle oder medikamentöse Tipps zu geben, erschien mir als gefährlich und nicht machbar. Andererseits hatte ich dieses Helfersyndrom in mir, das Sich-gerne-wichtig-Machen und -Wichtignehmen, das Ratschläge-verteilen-Wollen. Ungefragt auch. Schrecklich. Das liegt möglicherweise an der mangelnden Fähigkeit zu kommunizieren oder auch an einer falschen Kommunikation. Aber auch das kann man, bei gutem Willen, bei guter Motivation und daraus resultierend lernen.

Flucht oder Kampf

Mein lieber und geschätzter Freund Alexander (Sascha) Strohmer sagte mir einmal, es ist noch gar nicht lange her: »Überlege dir einmal, was du sagst. Überlege und analysiere, wem du was wie mitteilst.« Ich war etwas verwundert und meinte, er brauche mich nicht zu erziehen, weil das sei damals schon wenig bis nicht gelungen. Und im Übrigen, warum sollte ich überlegen, was ich sage? Heute sage ich selbsterkennend und reflektierend: Der gute, liebe Mann hatte völlig recht. Ich gehe Auseinandersetzungen gerne aus dem Weg, indem ich nichts mehr rede. Indem ich keine Kommunikation mehr übe. Indem ich schweige oder flüchte. Wobei schweigen im Zusammenhang mit mir eher selten vorkommt.

| **Klare Anforderung, klare Botschaft, klare Ansage.**

Zum Thema Flüchten: Dafür ist unser Reptiliengehirn von vor vielen Millionen Jahren verantwortlich. Aus der Hirnforschung wissen wir, dass wir eine starke Bedrohung verspüren, wenn wir einer außerordentlichen Anforderung ausgesetzt sind. Unser Bewältigungsglaube sinkt auf 50 Prozent. Das Chemiehirn mixt die entsprechende Chemie. Das Gesamtsystem, also der Körper, wird auf Kampf oder Flucht mobilisiert, das Denken wird ausgeschaltet. Meistens besteht gar keine reale Bedrohung, sondern nur mentaler Stress. Das Großhirn, oder Neocortex, ist unser Denkhirn und ist in eine rechte und eine linke »Hemisphäre« geteilt. Unser »Chemiehirn« oder Zwischenhirn erzeugt aufgrund der Prozesse im Großhirn und/oder aufgrund sensorischer Wahrnehmungen die entsprechende Hirnchemie, die auch unsere Körperchemie steuert. Und der Hirnstamm, das Stammhirn oder Reptilienhirn, ist das entwicklungsgeschichtlich älteste Hirn und für autonome Prozesse im Körper wie Atmung oder Herzschlag und die Steuerung des Körpers zuständig, also Bewegung und Reflexe. Entwicklungsgeschichtlich folgten die eigenständigen Gehirne aufeinander, jedes nachfolgende Gehirn legte sich jeweils über die frühere Struktur und so haben wir jetzt quasi ein Hirn im Hirn. Das ist das Ergebnis der Forschungsarbeit von Paul MacLean vom National Institute of Mental Health bei Washington.

Wir alle haben Denk- und Verhaltensweisen, die typisch für jeden Einzelnen von uns sind. Diese Verhaltensweisen sind Ausdruck unserer jeweiligen Einzigartigkeit. Diese Dominanzen entwickelten sich aufgrund unserer angeborenen Eigenschaften, aufgrund unserer Erziehung, also unseres Elternhauses, unserer Ausbildung und unserer sozialen Umgebung. Deshalb sind wir so beschaffen, wie wir sind. Vielleicht kommunizieren wir deshalb auch so, wie wir miteinander reden. Aber es gibt schon ein paar Tipps, wie man besser miteinander reden lernen kann. Voraussetzung ist einmal, dass ich reden will, um ein bestimmtes Ergebnis, eine definierte Stimmung oder Sachlage zu erzielen oder zumindest anzustreben. Wenn mein Gegenüber nicht weiß, was ich will, werde ich durch Flucht, Schweigen und Nichtreden absolut nichts erreichen.

Meine Absichten und Wünsche

Sascha erwähnt gerne das Restaurantbeispiel. Wir sitzen im Lokal, beim Italiener, die Kellnerin kommt und fragt uns, was wir trinken möchten. Später wird sie fragen, was wir speisen möchten. Zu diesem Zweck gibt es auch eine Speisekarte. Wenn ich jetzt etwas Bestimmtes möchte, muss ich ihr das sagen: »Ich möchte X trinken und Y essen.« Sollte ich etwas wollen, das nicht auf der Speisekarte steht, sollte ich – um an mein Ziel zu gelangen – fragen, 1) ob es das Gewünschte gibt und 2) ob sie mir dieses auch zubereiten lassen und dann bringen würde. Klare Anforderung, klare Botschaft, klare Ansage. Und vielleicht kann man das freundlich und wertschätzend vorbringen. Dann hat mein Wunsch große Chancen, erfüllt zu werden. Erraten wird die Kellnerin vermutlich nicht, was ich will, außer ich bin ein Traditionalist und bestelle wortlos schon seit Jahren immer dasselbe. Oder sie hat hellseherische Fähigkeiten. Anhand dieses kleinen, vielleicht kindisch anmutenden Beispieles erkannte ich damals, als Sascha mir das so detailliert erklärte, dass eine klare Botschaft meiner Absichten und Wünsche nötig ist. Ich muss deutlich formulieren, 1) was ich will, 2) wie es beschaffen sein soll, 3) wenn es nicht definiert ist, also nicht auf der Karte steht, fragen, ob es möglich ist, dennoch das Gewünschte zu erhalten. Und ratsam wäre es auch bei dieser Verbindung zwischen mir und der Kellnerin, von Anfang an einen guten Rapport herzustellen, also einen guten Draht zwischen uns beiden. Das sollte übrigens bei jeder Kommunikation so sein, denke ich: das Gegenüber wertschätzend zu behandeln. Nicht »drüberfahren«, nicht den eigenen Willen aufdrängen.

Wertschätzung

Im Rahmen meiner Studien habe ich unter anderem ein paar Sätze zum Thema Manipulation des jeweiligen Gegenübers gehört. Das ließ mich aufhorchen. Weil, unter uns, die zwischenmenschliche Kommunikation nicht immer das Meine war (oder ist). »Du musst immer recht behalten«, sagte ein mir sehr vertrauter junger Mann einmal zu mir, »Du musst immer das Wort an dich reißen«, eine ebenso vertraute junge Frau. »Immer musst du im Mittelpunkt stehen«, sagte eine weitere vertraute junge Frau. Mein Freund Sascha tat das relativ trocken mit einem »Du hast ein Aufmerksamkeitsdefizit, weiß Gott woher, aber auch dagegen kann man etwas tun« ab. Ich weiß, was er meinte. ☺ Manipulation kann im Gespräch mit dem Lebenspartner passieren, mit den Kindern, mit Mitarbeitern, Kollegen, Chefs, Freunden, Bekannten, mit allen, mit denen DU dich umgibst. In meinem Studium hieß es: »Manipulation ist erlaubt, nur darf sie ausschließlich zum Nutzen des Gegenübers und wertschätzend erfolgen.« Na, probier das einmal aus, zum Nutzen eines Kontrahenten und noch dazu wertschätzend. Das erkläre mir einmal einer, wie das gehen soll. Meinte ich damals. Die Antwort nach dementsprechender Überlegung, Analyse und Anwendung war: Es geht schon, nur ist es sehr schwer. Warum bloß fällt mir jetzt diese japanische Weisheit ein? *Alles Unglück kommt durch den Mund.«*

Das klingt doch simpel: Man muss nur jedes eigene Wort auf die Waagschale legen. Aber geht es dir auch so, dass dir gescheite Sprüche wie »Zuerst Denken und dann sprechen« oder »Zuerst eine Runde ums Haus gehen, dann sagen, was man will« auf die Nerven gehen? Oh je, nein, ich neigte dazu, sofort und kompromisslos alles loszuwerden, was loszuwerden war. Und das ist nicht sehr schlau, sage ich dir, das führt selten zu einem wie immer gearteten Erfolg. Meine geschätzte Ehefrau, die vermutlich dieses Buch lesen wird (müssen), wird an dieser Stelle mild schmunzeln. »Neigte«, habe ich geschrieben, und das stimmt so nicht ganz. Manchmal ereilen mich zarte Rückfälle. Zum Nutzen des anderen und wertschätzend – das ist schwer. Aber doch irgendwie befriedigend und Harmonie schaffend. Nicht Harmonie und Frieden um jeden Preis, das geht ja gar nicht, außer du ziehst symbolisch immer den Schwanz ein. Nein, auch dein Gegenüber sollte schon mit ein paar Regeln der Kommunikation vertraut sein. Sollte schon wissen, dass nicht immer die exakten Nadel- oder Messerstiche geeignet sind, dich in einen positiven Kontext zu zwingen. Es muss ja auch nicht immer einer von zweien recht bekommen. Ein Vorschlag wäre, dass man sich auf einen für beide Seiten zufriedenstellenden Kompromiss einigen kann. Wenn das gelingt, sollte man den Ball flach halten, die Emotionen beiseite lassen. Da geht es nicht um die eigene Befriedigung. Da geht es konkret und in der Sache an sich um ein konkretes Ergebnis: »Ich gebe dir ein bisschen und du gibst mir ein wenig.« Das funktioniert, vor allem, wenn man ein gemeinsames Ziel, einen gemeinsamen Wunsch, ein gemeinsames Projekt vor Augen hat. Da sollte es einmal nicht um »recht behalten« und vermeintlich »recht haben« gehen. Wir kennen doch die Schwachstellen jener, mit denen wir tatsächlich ernsthafte und uns bewegende Themen diskutieren. Wir wissen doch, wo sich das Lindenblatt niedergelassen hat und wo Siegfrieds verwundbare Stelle war und ist. Und genau dorthin stechen wir dann zielgerichtet immer wieder und wieder. Fallweise auch vor Zeugen. Das ist nicht gut, im Gegenteil, es ist schlecht und zerstörend. Emotionale rhetorische Ergüsse, Beschimpfungen, Kritik vor anderen – das geht gar nicht. Aber wo ein Wille, da ist ein Weg, und besser man erkennt es spät als gar nicht. Die Macht der Worte. Wenn es dir gelingt, auf »normale« Art und Weise zu diskutieren, zu argumentieren, zu kommunizieren, dann ist es auch in dieser Hinsicht meiner Meinung nach notwendig, mehr Bewusstsein in dein Handeln und Tun zu bringen. Auch wenn es gut läuft! Ich habe oft den Fehler gemacht, in »Hoch-Zeiten« überheblich, fahrlässig, nachlässig zu werden und in alte Verhaltensmuster zurückzufallen. Es ist erforderlich, auch wenn es gut geht, das Bewusstsein zu stärken. Auf diese Art und Weise gelingt es, sogenannte Gegenwartskraft zu entwickeln. Eckhart Tolle schreibt über den besten Maßstab für deinen Grad an Bewusstsein. Als spiritueller Lehrer meint er damit, wie du mit den Herausforderungen des Lebens umgehst, wenn sie auf dich zukommen. Jemand, der unbewusst ist, neigt dazu, noch unbewusster zu werden und zu handeln. Tolle empfiehlt in seinem Buch *Jetzt! – die Gegenwartskraft*, eine Herausforderung zu benutzen, um aufzuwachen. Oder um noch tiefer zu schlafen. Der Traum gewöhnlicher Unbewusstheit verwandelt sich dann sicher in einen Albtraum. Ich habe den Begriff »Spiritualität« früher völlig missverstanden, falsch gedeutet und beinahe ins Lächerliche gezogen. Vielleicht, weil ich gewisse – aus meiner Sicht – Wahrheiten nicht erkennen wollte und nicht erkennen konnte. Ich erwähne hier ausschließlich Menschen, Dinge, Techniken usw., die mir persönlich gutgetan haben und guttun. Die meine Lebensqualität erhöhen und steigern. Ich erhebe natürlich keinen Wahrheitsanspruch. Du kannst all das selbst ausprobieren. Alles, was dir guttut, ist gut für dich und dein Leben.

> **Alles, was dir guttut, ist gut für dich und dein Leben.**

Die Gründerin des Instituts für gehirn-gerechtes Arbeiten, Vera F. Birkenbihl, war eine Querdenkerin und die Erfinderin des Begriffes »Infotainment«. Sie sagte, dass sich die meisten Menschen damit abgefunden haben, gelebt zu werden. Also nicht selbstgestaltet leben, sondern »gelebt werden«, von außen bestimmt. Und dieses Gefühl hatte ich bis zum Zeitpunkt meiner ersten Attacken auch. Es war ein leises, ganz stilles Gefühl, fast nicht vorhanden und ich konnte auch nicht definieren, was es war. Irgendetwas stimmte nicht. Alles lief relativ glatt, so wie bei vielen anderen auch. Privat ging es so halbwegs, wechselnde Partnerinnen, die auf- und abtauchten, im Beruf lief es sehr gut, damit konnte ich auch mein Aufmerksamkeitsdefizit bestens bedienen (das habe ich, immer noch) und ja, ich lebte halt so dahin. Oder wurde ich gelebt? Möglicherweise. Manchmal tauchte so etwas wie EinSICHT auf, Gedankenblitze, die sich mit einer gewünschten Lebensveränderung befassten, aber gleich wieder weg waren, verdrängt, zugeschüttet, vergraben. EinSICHT im Sinne einer ErHELLung vielleicht. Wir alle haben schon Einsichten, Klarheiten etc. gewonnen, den Fokus darauf gerichtet, aber leider zu kurz – bald wieder waren diese Einsichten aus dem Scheinwerferlicht verschwunden und der Alltag dominierte. Das Alltägliche, das Gewohnte. Das war fallweise unangenehm, aber soooo bequem, weil man nichts zu ändern brauchte. Es lief ohnehin ganz rund. Im Nachhinein betrachtet lief es nicht so gut, es stolperte manchmal, es hinkte, es mühte sich dahin. Vera Birkenbihl formulierte treffend, dass wir uns auf die Zwänge des täglichen Tuns einlassen, das wir fälschlicherweise mit Leben verwechseln. Dabei spüren wir im tiefsten Grunde unserer Seele, dass es sich hierbei keineswegs um das wirkliche Leben handelt. Kennst du die Einstellung von Sokrates, der zufolge alle Menschen die tiefen Wahrheiten kennen? Und dass sie, wenn man sie daran erinnert, diese sofort wieder erkennen werden?

| **Es ist für eine Veränderung von Gedanken und damit von Handlungen nie zu spät.**

Wir fühlen uns verletzlich, ausgebeutet, kritisiert, hintergangen und denken, dass wir nichts dagegen unternehmen können. Manchmal stürzen wir uns in den Kampf und wir merken nicht, dass dieser Kampf genau das Gegenteil dessen bewirkt, was wir erreichen wollen. Noch mehr Krampf ist das Ergebnis unseres Kampfes. Unser Körper verkrampft sich, unser Geist verkrampft sich und damit vergeuden und verschwenden wir einen Großteil unserer Kräfte, unserer Energie. Auch ich tat das. Tagtäglich. Bis mir von – ich weiß nicht woher – ein Zeichen gesetzt wurde. Bis der Impuls kam, das einschneidende Eingreifen von außen. Heute vor 20 Jahren. Ich kann dich beruhigen, ich bin nicht esoterisch, ich bin nicht ganz spirituell geworden, ich habe nicht abgehoben auf einen anderen Stern und ich mache trotz fundierter Ausbildungen und profunder Erfahrungen im Leben immer noch meine Fehler. Sie werden weniger, weil sie mir bewusster sind. Weil ich mir mittlerweile etwas sagen lasse. Das war vor einigen Jahren noch nicht möglich. Beratungsresistenz nennt man das, glaube ich. Es ist für eine Veränderung von Gedanken und damit von Handlungen nie zu spät. Nur musst du ins Tun kommen. Ich weiß schon, das erwähne ich öfter. Aber die Redundanz ist etwas Schönes und Wirksames in diesem Zusammenhang. Du musst dich daran erinnern, du musst dir Erinnerungshilfen schaffen, es dir zum Beispiel aufschreiben. Mittlerweile akzeptiere ich sogar das Wort »müssen« wieder. Kannst du dir vorstellen, was das für einen sturen Menschen wie mich bedeutet? Ich musste meine »Müssen«-Einstellung über Bord werfen. Ich musste. :-) Nein, ich wollte. Weil es mir damit besser geht. Und wenn es mir besser bis gut geht, dann geht es auch – ja, ich weiß, das hatten wir auch schon – meiner Umwelt besser. Aber so ist es.

Achtsamkeit wozu?

Das dachte ich mir auch, als ich diesen Begriff das erste Mal bewusst las und aussprach. »Achtsamkeit« beinhaltet sinngemäß das Wort »Achtung«. Worauf sollte ich achten? Auf gefährliche Situationen, auf bedrohliche Momente, auf Menschen, die mir Schlechtes wollen? Was hat »Achtung«, was hat »Achtsamkeit« mit meiner Lebensführung zu tun? Diese Begrifflichkeit berührte mich nicht sonderlich, bis ich eines Tages »zu-fällig« (den Begriff gibt es in meinem Leben nicht mehr) ein Buch eines vietnamesischen Mönchs namens Thich Nhat Hanh in die Hände bekam, *Das Wunder der Achtsamkeit*. Er beschreibt darin, wie wir durch Meditation unser Leben bewusster und achtsamer gestalten können. Wie wir im Sitzen, im Gehen, im Liegen und im Stehen Achtsamkeit üben können. Ich bin (noch) kein großer Fan von Meditation, weil ich ganz einfach zu wenig darüber weiß und zu wenig in diesem Zusammenhang erfahren habe. Deshalb stehe ich der Meditation neutral gegenüber, nicht wertend. Wie auch? Ich sehe nur und registriere in meinem Umfeld, dass Meditation einem hohen Prozentsatz jener guttut, die sie regelmäßig praktizieren. Einer davon ist der bereits erwähnte Alexander Strohmer, ein erfolgreicher TV- und Filmproduzent. Und da niemand vor wie immer gearteten Lebenskrisen gefeit ist, berichtete er mir eines Tages, dass er nach Indien abtauchen und meditieren würde. Ich reagierte skeptisch und meinte: »Indien? Muss es denn gleich Indien sein? Geht das hier nicht?« Es war keine Frage, wo es »gehen«, also Erfolg zeitigen würde, es ging um den Plan und um die Durchführung. Und es ging um seinen Willen. Er wollte das und er tat es. Und das »Tun« war und ist wichtig. Sascha schrieb mir vor einigen Tagen eine E-Mail und machte mich mit folgender Übung bekannt. Ich möchte dich einladen, sie einmal zu testen. Das Ganze kostet dich in etwa 45 Minuten. Diese Übung ist ein Experiment und eine Wette. Ich wette mit dir, dass es diese Zeilen und Anweisungen schaffen, dass es dir in 45 Minuten besser geht als jetzt im Moment. Das funktioniert freilich nur dann, wenn du genau das tust, was in den folgenden Zeilen steht. Noch einmal: Ich lade dich ein, lass dich darauf ein und mach es. Ich vermeide jetzt bewusst den Terminus »probier es aus«. Probieren hat mit versuchen zu tun und das gehört ins Labor. Tu es. Los geht's:

> *Geh jetzt zum Fenster und öffne es. Schließe deine Augen und atme ganz bewusst und langsam durch die Nase ein und durch den Mund aus. Du kannst die Übung auch gerne im Sitzen machen. Falls es warm genug ist, lass das Fenster die nächsten 45 Minuten offen. Leg das Buch weg und mache diese Atemübung fünf Minuten lang. Wenn du das jetzt liest und nicht fünf Minuten am Fenster gestanden bist, dann überspringe das Kapitel. Es macht keinen Sinn, jetzt einfach weiterzulesen. Du musst es tun! Mach dir einen Tee. Wenn du keinen Tee magst, dann hol dir ein Glas Wasser. Ich gebe dir dafür weitere fünf Minuten Zeit. Das Buch wartet ganz sicher auf dich ... Jetzt trink das Getränk während der nächsten 40 Minuten schluckweise aus.*
>
> *Nimm einen Zettel und einen Stift und schreibe mindestens fünf, maximal 20 Dinge auf, die du gerne tust. Ganz egal, was es ist, zum Beispiel kochen, ins Kino gehen, ein Museum oder ein Theater besuchen, malen, Freunde treffen, radfahren, Sauna, schwimmen, Karten spielen, massieren lassen ... Nimm dir bewusst fünf Minuten Zeit dafür. Dann trink einen Schluck und sei achtsam dabei. Was schmeckst du? Wie kalt oder heiß ist es? Mach dir bewusst, was du bei diesem Schluck erlebst.*
>
> *Überlege dir ein Musikstück, dass du gerne hörst und gerade leicht verfügbar hast. Hör dir dieses Stück ganz bewusst an. Hör ganz genau hin. Wenn du Spaß daran hast, dann singe mit oder tanze dazu. Mach das jetzt! Du hast fünf Minuten Zeit. Trinke achtsam einen Schluck.*
>
> *Nimm dir einen Zettel und einen Stift. Schreibe jene fünf Menschen auf, die du am meisten magst. Wenn du mehr Personen auf-*

schreiben willst, kein Problem. Du hast fünf Minuten Zeit. Trinke achtsam einen Schluck.

Schau dir jetzt die Liste mit den Dingen an, die du gerne tust. Wähle spontan drei bis fünf Aktivitäten aus, die dir besonders ins Auge stechen, und kreuze sie an. Nimm dir jetzt deinen Kalender und trage sofort ein, wann du diese Aktivitäten machen wirst. Wenn du dazu Karten bestellen oder Termine buchen musst, nimm jetzt das Telefon und mach es sofort. Falls du dafür jemanden zweiten brauchst, schau auf die Liste mit den Menschen, die du magst, und rufe jetzt diese Person an. Du hast jetzt zehn Minuten Zeit, diese drei Termine zu organisieren. Trink achtsam einen Schluck.

Schau dir die Liste mit den fünf Menschen an, die du aufgeschrieben hast. Überlege dir spontan, mit wem du gerade gerne Zeit verbringen würdest. Rufe diese Person an und vereinbare einen Termin für einen Spaziergang mit dieser Person. Jetzt. Du hast fünf Minuten Zeit. Trinke achtsam einen Schluck.

Geh wieder zum Fenster. Öffne es, falls es noch nicht geöffnet ist. Leg dich vor dem Fenster auf den Boden. Schließe deine Augen und atme ganz bewusst fünf Minuten lang durch die Nase ein und aus. Mach natürliche Atemzüge – langsam, nicht stärker als normal, aber bewusst.

Wie geht es dir jetzt? Falls du das Ganze nur gelesen hast, ganz sicher nicht anders als vorher. Wenn du dich allerdings auf dieses kleine Experiment eingelassen hast, dann weiß ich, dass es dir jetzt ein kleines Stück besser geht als vorher. Ja, du hast schon recht, wenn du meinst, dass das aber jetzt doch recht banal war. Aber: Falls es trotz aller Banalität funktioniert hat, dann kannst du dieses Buch jederzeit zur Hand nehmen und diese 45 Minuten wiederholen, wann immer du willst. Ich habe es gemacht, mehrmals, und es wirkt. Bei mir. Das betone ich immer wieder in diesem Buch, denn ich empfehle ausschließlich Techniken, Übungen, Personen, Institutionen, die MIR guttun. Es ist ja auch mein Weg ... mein Lebensweg. Ich habe Begriffe wie »Achtsamkeit« früher immer ein wenig ins Lächerliche gezogen, habe mich oft gefragt: Was bringt mir das? Was soll das Ganze? Das ist doch Humbug, dachte ich. Bis ich innerlich bereit war, die eine oder andere Anregung doch anzunehmen, nicht mehr zu urteilen (ohne zu wissen, was auf mich zukommt), sondern es zu machen und dann zu reflektieren. Achtsamkeit ist inzwischen unverzichtbar für mein Leben.

Als Thich Nhat Hanh als Novize in der Tu-Hieu-Pagode lebte, war Abwaschen keine beliebte Tätigkeit. »Wenn man abwäscht, dann sollte man nur abwaschen«, schrieb er dazu. Das heißt, man sollte sich dabei völlig bewusst machen, dass man abwäscht. Auf den ersten Blick erscheint das sonderbar. Warum sollte man Gewicht auf so eine banale Sache legen? Aber genau das ist der Punkt. Die Tatsache, dass ich hier stehe und abwasche, ist eine wunderbare Wirklichkeit. Ich bin völlig ich selbst, folge meinem Atem und bin mir meiner Gegenwart, meiner Gedanken und Handlungen völlig bewusst. Er meint damit, dass man sich mit der Sache, die man im Moment tut, hundertprozentig beschäftigen soll, sich auf sie konzentrieren und nicht an andere Dinge denken soll. Ein buddhistischer Mönch, Doc The von der Bao-Son-Pagode, schrieb einmal, »wenn der Übende geht, muss er sich bewusst sein, dass er geht. Wenn er sitzt, muss er sich bewusst sein, dass er sitzt. Wenn er sich hinlegt … gleichgültig, in welcher Haltung sich der Körper befindet, der Übende muss sich dieser Haltung bewusst sein. Wenn er so übt, dann lebt der Übende in der unmittelbaren und fortwährend auf den Körper gerichteten Achtsamkeit. Nur diese reicht noch nicht aus! Wir müssen uns jedes Atemzuges bewusst sein, jeder Bewegung, jedes Gedankens und Gefühls, all dessen, das in irgendeiner Beziehung zu uns steht.«[11]

Ich kenne seit vielen Jahren einen interessanten Mann, der mir beruflich und privat »ans Herz gewachsen ist«. Er heißt Andreas Herz. Nomen est omen … Andreas ist Steirer, glücklicher Familienvater, Lebensberater, Buchautor, Motivations- und Mentalexperte und gründete im Alter von 38 Jahren seine Firma. Zwei Monate später wurde bei ihm Darmkrebs im fortgeschrittenen Stadium diagnostiziert. Nach einem mehrjährigen Kampf gegen den Krebs, zahlreichen Operationen, Strahlen- und Chemotherapien kämpfte er sich zurück ins Leben und startete neu durch. Ich habe ihn einige Male gefragt: »Wie hast du das geschafft? Wie konntest du so leben, wie bist du mit deiner Verzweiflung, der Ungewissheit umgegangen?« Er hat mich auch auf das Thema Achtsamkeit aufmerksam gemacht und ich möchte dir einige seiner Erkenntnisse und Gedanken hier näherbringen. Die Kernfrage ist, was ist für uns und unser Leben förderlich und daher heilsam? Was ist ungesund und daher nicht förderlich? Wir sind sehr geprägt, von Kindestagen an. Denk an die Schule: Immer wird rot angestrichen, was du falsch gemacht hast, nie wird grün angestrichen, wenn du etwas richtig machst. Und das zieht sich durch unser ganzes Leben. In der Psychologie heißt es: Beachtung bringt Verstärkung. Die Energie folgt der Aufmerksamkeit!

Andreas Herz ist Zen-Buddhist, er hat das auch studiert und vom Dalai Lama ein Diplom bekommen – das war ich ihm übrigens ein wenig neidig, das hätte ich auch gerne erlebt. Aber sind diese meine Gedanken förderlich? Andreas erzählte mir, dass im Zentrum des Buddhismus immer die Lebewesen und deren Befreiung stehen. Er meint: »*Um zu beurteilen, ob etwas heilsam oder unheilsam und dadurch verstärkt und kultiviert oder verringert und aufgegeben werden soll, muss man es immer im Detail untersuchen. Und genau hier kommt im Buddhismus die Praxis der Achtsamkeit ins Spiel. Ohne die Achtsamkeit auf sein eigenes Leben zu richten, wird es sehr schwer zu erkennen, ob etwas förderlich und somit heilsam oder nichtförderlich und dadurch ungesund ist. Bei den verschiedenen Bewusstseinsarten verhält es sich schon leichter. Die sechs großen leidenschaftlichen grundlegenden Faktoren (Trübung, Achtlosigkeit, Trägheit, Unglaube, Dumpfheit und Erregung), die zwei unheilsamen grundlegenden Faktoren (Schamlosigkeit und Gewissenlosigkeit) und die zehn kleinen leidenschaftlichen grundlegenden Faktoren (Zorn, Unversöhnlichkeit, Falschheit, Neid, Ärger, Verhehlen, Geiz, Heuchelei, Eingebildetheit und Böswilligkeit) sind auf jeden Fall unheilsam und sollten verringert und aufgegeben werden. Ebenso verhält es sich bei den sechs Wurzelleidenschaften (Begierde, Wut, Stolz, Unwissenheit, Zweifel, leidenschaftsverbundene Ansichten), da diese dem Leid-*

haften zu Grunde liegen, sowie die zwanzig Nebenleidenschaften (Zorn, Unversöhnlichkeit, Verhehlen, Starrsinn, Neid, Geiz, Heuchelei, Falschheit, Eingebildetheit, Böswilligkeit, mangelnde Selbstachtung, mangelnde Rücksicht, Dumpfheit, Erregung, Unglaube, Trägheit, Achtlosigkeit, Vergesslichkeit, mangelnde Selbstprüfung, Ablenkung), die zu den Wurzelleidenschaften gehören beziehungsweise mit ihnen in Verbindung auftreten. Auch diese sind eindeutig unheilsam und gehören verringert und aufgegeben.«[12] Noch einen wunderschönen Satz hat er geschrieben, der mich sehr berührt: »Wenn wir es schaffen, uns den inneren Tränen, die wir festhalten, mit Achtsamkeit zuzuwenden, erfahren wir Heilung. Es entsteht in uns ein neuer, freier Raum, den wir mit Freude füllen können. Wir beginnen zu begreifen, dass wir nicht unsere Gefühle sind, sondern dass wir reiner Geist und reines Beobachten sind und dadurch unsere Tränen, unseren Zorn und Groll loslassen können.«

Beachtung bringt Verstärkung. Die Energie folgt der Aufmerksamkeit.

Der römische Philosoph Mark Aurel schrieb: »Die Seele nimmt die Farbe der Gedanken an.« Übersetzt bedeutet das, dass wenn wir uns auf negative Gedanken fokussieren, dann entsteht Leiden. Konzentrieren wir uns andererseits auf Positives, Heilsames, dann empfinden wir das meistens als angenehm und freudig. Mir hat in meiner schweren Zeit unter anderem das Anstreben (und nach Möglichkeit die Umsetzung) einer »inneren Gelassenheit« sehr geholfen. Innere Gelassenheit? Was ist das? Ist das jener gleichgültige Zustand, in dem dir alles egal ist? Nein. Gelassenheit sehe ich als eine mentale Fähigkeit, die man trainieren kann. Gelassenheit hat mit Ausgeglichenheit, Zufriedenheit, innerer Ruhe und Stabilität zu tun. Die innere Gelassenheit ist laut Andreas Herz »zugleich eine Weisheit, die zeitlos ist. Sie ist das Glück und der Frieden, der aus sich selbst heraus entsteht und ohne äußere Einflüsse zu uns kommt, wenn wir Achtsamkeit praktizieren.«

»Glück« ist ein dehnbarer und, wie ich meine, oft ganz falsch verwendeter und eingesetzter Begriff. Da geht es um die Erfüllung menschlichen Wünschens und Strebens, da geht es um verschiedene Empfindungen, vom momentanen Glücksgefühl bis hin zu anhaltender Glückseligkeit. Bin ich glücklich, wenn ich im Lotto gewinne? Hat Glücklichsein mit innerer Einstellung oder mehr mit Äußerlichkeiten zu tun? Das Streben nach Glück ist sogar in der Unabhängigkeitserklärung der USA eingeführt: »Pursuit of Happiness«. Heutzutage gibt es zahlreiche wissenschaftliche Untersuchungen zum Thema Glück, zahllose Glücksforscher wollen herausfinden, wie das Individuum unter medizinischen, soziologischen, neurobiologischen, philosophischen und psychotherapeutischen Aspekten sein jeweiliges Glück findet. Unter Glück verstand man früher den günstigen Ausgang eines Ereignisses. Und letztendlich heißt es nicht umsonst: Jeder ist seines Glückes Schmied. Das ist schon relativ gewagt – da spielen doch viele äußere Einflüsse mit, oder? Fakt ist aber auch, dass ich als Individuum, als Wesen, als Mensch, mit der Wahl meiner Einstellung das »Glück« – ich setze es jetzt absichtlich unter Anführungszeichen – beeinflussen kann. Und wie!

Bist du glücklich? So richtig rundherum glücklich? Oder gehörst du zu jenen, die sich oft im Selbstgespräch, in Gedanken, manchmal aber auch öffentlich, und zwar wenn die Grenze der Belastbarkeit erreicht ist, beklagen, jammern und ihr Innerstes öffnen? Das könnte ungefähr so klingen: »Also glücklich, glücklich war ich noch nie. Ich weiß gar nicht, ob ich mich jemals glücklich gefühlt habe.« Ist ja auch alles – ALLES – schiefgelaufen. Und schuld sind meistens bis immer die anderen. Meistens ist die Erziehung schuld. Das Umfeld. Die Eltern, die Geschwister, die ganze Verwandtschaft, der depperte Chef, das Unternehmen, die Tennispartnerin, jene Frau oder jener Mann, die oder der mir den Partner/die Partnerin weggenommen hat, die Bank, die immer wieder einfordert usw. Schuld sind immer die anderen? Was heißt denn das? Bist du dir da sicher? Was heißt »Schuld« in diesem Zusammenhang? Schuld an deinem Gefühl, »nicht glücklich« zu sein? Ich stelle fest, dass die absoluten, überschäumenden Glücksmomente in meinem bisherigen Leben auch eher selten aufgetreten sind. Und wenn sie da waren, sind sie nach einiger Zeit wieder verblasst. Aber denkst du, dass es erstrebenswert ist, »immer glücklich zu sein«? Hat Glück für dich nicht auch etwas leicht Aufdringliches? Etwas Euphorisches? Vielleicht sogar etwas Zwanghaftes? Kennst du das, wenn du dir sagst, vielleicht anlassbezogen: Heute muss ich glücklich sein! Glückszwang. Ich frage mich auch hin und wieder: Wann habe ich mich zum letzten Mal glücklich gefühlt? Ich höre dich jetzt schon sagen: Das ist Jammern auf höchstem Niveau. In deinem Fall. Du kannst schon recht damit haben, aber ich bin es leid, immer wieder mit Menschen, denen es tatsächlich mies geht, und deren Lebenssituationen verglichen zu werden. Mit Menschen, die Not und Elend tagtäglich erleben. Das sind Vergleiche, die nicht halten. Ja, vielen von uns geht es gut, sehr gut sogar. Viele tun auch viel dafür, um dieses »Gutgehen-System« zu erhalten. Vielen von uns geht es den Umständen entsprechend gut. Und vielen geht es nicht gut. Aber dafür können diejenigen, denen es besser geht, oftmals überhaupt nichts. Außer sie haben ausgebeutet, gestohlen, gemordet oder sonst etwas. Geteiltes Leid ist halbes Leid? Dieser Spruch ist, so meine ich, ein Riesenblödsinn. Aber lassen wir das, denn jetzt geht es nicht um die vielen anderen, jetzt geht es um uns beide. Es geht um die eigenen Empfindungen und Gefühle. Hören wir auf mit den Schuldzuweisungen. Nehmen wir doch unser Leben in die Hand und fragen wir uns täglich mehrmals: Wie gehe ich mit MIR um? Wie behandle ich MICH? Was tue ich MIR Gutes? Kognitiv, emotional und körperlich? Unser Dasein ist endlich. Ist dir das klar? Du hast ein Ablaufdatum. Mit jeder Sekunde, mit jeder Minute, die du mit schlechten, negativen, vergiftenden Gedanken vergeudest, näherst du dich deinem Ableben. Wäre es ein konstruktiver Vorschlag, diese deine Lebensqualität zu steigern? Auch wenn sie, deiner Meinung nach, womöglich auf einem absoluten Tiefpunkt angelangt ist? Und wäre es nicht hilfreich für dich, jetzt damit zu beginnen? Ich meine wirklich (erinnerst du dich – wirklich?), also ich meine tatsächlich mit Willen und Vorsatz

> **Hören wir auf mit den Schuldzuweisungen.**

JETZT damit zu beginnen? Wir brauchen keine Anlassdaten mehr, wie etwa den Jahreswechsel, um Vorsätze zu fassen. Ich schreibe auch bewusst nicht »gute Vorsätze«, denn was ist gut daran, wenn du zu rauchen aufhörst, aber stundenlang an deine nicht befriedigte Sucht denkst? Das bringt ja nichts in Sachen Lebensqualität. Jaja, der Gesundheit schadet es nicht, wenn du nicht mehr rauchst. Aber das ist ein anderes Thema. Steigerung der Lebensqualität: ab jetzt.

Helfersyndrom?

Nach meinem TV-Outing haben mich über tausend Briefe, Postkarten, Botschaften, Hilferufe erreicht. Das machte etwas mit mir. Da war es plötzlich, das Gefühl, das deutliche Spüren, gebraucht zu werden, wichtig zu sein für andere. Wenn du mit einer kleinen oder auch größeren Portion Minderwertigkeitskomplex ausgestattet bist, dann weißt du genau, was ich meine. Du wirst gebraucht, um Rat und Hilfe gebeten, gebraucht als Leuchtturm, als stabiler Faktor, das ist ein tolles Gefühl. »Bitte helfen Sie mir, ich kann nicht mehr. Ich halte diese Situation nicht mehr aus. Es geht um meinen 22-jährigen Neffen. Er hat das Gleiche wie Sie. Auch ihm ist schlecht und schwindlig, auch er hat Herzrasen in der Nacht. Er schwitzt und mag gar nicht mehr aus dem Haus gehen. Bitte geben Sie mir einen Rat, was ich tun kann«, schrieb eine 54-jährige Frau. Erna, 22 Jahre, schrieb: »Ich habe Ihre Fernsehsendung gesehen. Das Gespräch mit der jungen Frau. Und wie Sie über Ihre Zustände gesprochen haben. Und über die Therapie. Ich glaube, ich habe auch Panikattacken. Ich fühle mich seit Wochen beengt. Die Anfälle kommen jetzt schon jeden Tag. Beim Einkaufen, in der Straßenbahn, in der U-Bahn. Ich weiß nicht mehr, was ich machen soll. Ich trau mich nicht, mit meinem Freund darüber zu reden. Ich befürchte, dass er dann glaubt, dass ich spinne.« Hans, ein 56-jähriger Manager im Bankwesen, wandte sich an mich: »Ich bin verzweifelt. Ich habe eine Führungsposition im Institut und bin am absoluten Level angelangt. Ich halte das alles nicht mehr aus. Den Druck, die Belastung, die Verantwortung. Auch zu Hause klappt nichts. Weder mit meiner Frau, wir reden schon lange nichts mehr Privates, geschweige denn haben wir Nähe. Und zu den Kindern, sie sind in der Oberstufe Gymnasium und unser Sohn studiert, habe ich den Draht schon seit längerer Zeit völlig verloren. Nur mehr Opposition. Nur mehr Kampf und

Krampf. Was soll ich tun? Ich drehe noch durch. Und seit zwei Wochen habe ich ein derartiges Herzrasen in der Nacht, so immer rund eine halbe Stunde lang, dann ist es wieder weg. Und in der Früh bin ich so erschöpft, dass ich fast nicht aus dem Bett komme. Habe ich Panikattacken? Habe ich dasselbe wie Sie?« Auch aus dem ORF schrieben mir viele. Viele formulierten ihre Probleme so, als würden nicht sie die Betroffenen sein, sondern Bruder, Schwester, Neffen, Nichten. Komischerweise nie Kinder. Ich glaube heute fest daran, dass viele Hilfe- und Ratsuchende selbst betroffen waren und Verwandte oder Freunde nur vorgeschoben haben.

»Bitte behandeln Sie mein Anliegen diskret!« war in fast allen Schreiben zu lesen. Nur nichts verraten. Alles zudecken. Niemandem sagen, dass die oder der betroffen ist und nicht nur möglicherweise, sondern ganz sicher professionelle Hilfe in Anspruch nehmen sollte. Zum Psychiater also oder zur Psychotherapeutin. Ein Makel. Eine Stigmatisierung. Es war in den meisten Fällen nicht der Gedanke an den persönlichen »Makel«, es war vor allem das Denken an die »anderen«, an die Verwandten, die Nachbarn, die Arbeitskollegen. Was würden die wohl sagen, wenn sie wüssten …? Das hatten wir schon. Aber es ist leider immer wieder ein Thema. Auch in unserer ach so fortschrittlichen Zeit … Angst vor dem Auffliegen. Beklemmung. Das verstand ich damals nicht, das verstehe ich heute noch nicht.

Ich sage dir etwas: Die Verwandtschaft, bis auf wenige Ausnahmen, war mir schon seit meiner Jugend egal. Scheinmoralisten, die glaubten, sich über andere erheben zu können, dies auch auslebten und es die leider Eingeschüchterten spüren ließen. Was haben sie sich den Mund über andere zerrissen, wie faul und erfolglos die in der Schule seien, wie unmoralisch sie durchs Leben gingen. Ich erinnere mich noch genau daran, als sich eine enge Verwandte (eine aus meiner Sicht gute und liebe!) scheiden ließ, sie war eines von neun Enkelkindern. Das war ein veritabler Skandal und der wurde auch gehörig ausgeschlachtet und wieder und wieder diskutiert. Wie ein Femegericht. Verwandte hat man,

Freunde sucht man sich. Mittlerweile übrigens sind seit vielen Jahrzehnten alle neun Enkelkinder zumindest einmal geschieden. Bei den eigenen haben sie die Klappe nicht so weit aufgemacht, das waren dann ganz besondere Umstände und schuld waren ohnehin immer die jeweiligen Schwiegertöchter und Schwiegersöhne. Nur so viel dazu.

Vermutlich muss die eigene Not so groß, so mächtig werden, dass einem der Ruf, was heißt der Ruf, dass dir das, was die anderen über dich sagen, völlig sekundär erscheint. Die Not muss so groß sein, dass du dich hoffentlich endlich wehrst, dass du etwas unternimmst. Auch gegen die Widerstände in der eigenen Familie. »Zum Psychiater? Zum Therapeuten? Sicher nicht! Reiß dich gefälligst zusammen!« Das hören viele Betroffene, wie ich aus meiner Coaching-Arbeit weiß. »Reiß dich zusammen!« Das ist so ziemlich der schlechteste und unproduktivste Rat, den du jemandem geben kannst. Im Normalfall, wenn du dich mit ihnen gut verstehst und sie es gut mit dir meinen, dann findest du in deinem Familienumfeld ausschließlich emotional besetzte Personen. Sie meinen es gut mit dir, das ist ja schon etwas, sie machen sich große Sorgen, nur: Das hilft dir nicht und es befriedigt auch dein Mitleiddefizit nur temporär. Familienmitglieder sind die falschen Ansprechpersonen, wenn es um unser Thema, also Angstzustände und Panikattacken, geht. Ich bin überzeugt davon und die seriösen Fachleute, mit denen ich zu tun hatte und habe, sind das auch. Auch Freunde oder gute Bekannte stehen dir zu nahe, als dass sie deine Lage beurteilen könnten. Sie sind vermutlich auch keine Experten, keine ausgebildeten Psychiater, Psychotherapeuten oder Coaches. Und wenn sie es wären: Sie sind sicher die falschen. Sie sind zu emotional besetzt. Ein Tipp: Suche und finde jemanden, den du im besten Fall gar nicht kennst, der dir völlig neutral gegenübersteht, der dich rational und professionell sieht und zu deinem Nutzen eine entsprechende Behandlung, Therapie oder Begleitung entwirft, plant und durchführt.

Wenn du Hilfe brauchst, wenn die Not sehr groß ist und du bereit bist, dir professionell helfen zu lassen, dich begleiten zu lassen, dir Wege anbieten zu lassen, die dir guttun (könnten) – dann ist das die halbe Miete zur Heilung. Für diese Aussage habe ich schon viel Gegenwind bekommen, aber ich sehe das subjektiv, ich bin nach wie vor überzeugt davon.

Stabil und sicher im Hier und Jetzt

Das ist ein Ziel, oder? Viele Männer und Frauen leiden an Panikattacken und Angstzuständen. Sie alle führen einen monatelangen, manchmal sogar jahrelangen Kampf gegen die Angst. Wenn die Betroffenen Wege suchen und finden, um dagegen anzugehen, dann kommt es zur Linderung, zur Aufweichung, zur Verblassung und damit zur Besserung und Heilung. Viele Menschen haben mich im Laufe der vielen Jahre nach dem Warum gefragt. Ich weiß es heute noch nicht, es interessiert mich aber auch nicht, weil mein Blick auf das Hier und Jetzt gerichtet ist und ein wenig in die Zukunft. Die Vergangenheit ist vorbei, ist vergangen – was für mich zählt, ist das Jetzt. Ab jetzt ändere ich mich. Ab jetzt nehme ich mein Leben in meine Hände. Ab jetzt bin ich Herr über meine Gedanken und mein Tun. Es kommt nach wie vor dazu, dass ich mir manchmal zu viel zumute. Dass ich zu wenig achtsam mit mir und anderen umgehe. Dass ich in die alten Verhaltensmuster zurückfalle, im privaten und auch im beruflichen Bereich. Aber ich sage dir, ich werde gewarnt. Heute noch. Durch seltene, schwache Panikattacken. Leichter Schwindel, leichtes Herzklopfen, leichte Panik. Nur macht es mir heute nichts mehr aus. Ich sage: Geh weg, ich brauche dich nicht mehr. Oder auch: Danke, dass du dich meldest, ich weiß schon, es ist wieder einmal ein bisschen zu viel!

Stabil und sicher in die Zukunft. Das ist doch ein schönes Lebensmotto. Ab heute, im Hier und Jetzt – und damit auch in der Zukunft. Das ist meine Zielrichtung und auch die Aufgabe eines Mentalcoaches, diese den Kunden zu vermitteln. Die Vergangenheit liegt hinter dir, vieles ist verblasst, schemenhaft, in ein versöhnliches Vergessen geratend. Die Vergangenheit ist für meine jetzige Lebensqualität uninteressant. Vielleicht nicht ganz: Die Vergangenheit hat auch mit den Vorfahren zu tun, mit deren Erlebnissen und Taten. Und das geht viele Generationen zurück, ohne dass wir diesen Einfluss, diese Verstrickungen, wie es heißt, beeinflussen können. Wenn wir nichts davon wissen oder wenn wir uns nicht damit beschäftigen. Verstrickungen mit den Ahnen, mit den Vorfahren, mit Tausenden von Menschen, die in einer endlos scheinenden Reihe vor mir da waren – und ohne die es mich nicht gäbe. Damals wusste ich das alles nicht. Und damals war meine Sicht der Dinge auch eine einseitig klare: Was war, das war und das ist vorbei und hat keine Bedeutung mehr. So wie eine Exfrau oder ein Exmann auch eine Exfrau oder ein Exmann ist, sonst wäre sie ja noch deine Frau oder er dein Mann. Die Exzeit, die Vergangenheit, ist ein Teil von mir, geschehen ist geschehen. Ich für meinen Teil war der Meinung, dass ich nicht alles verarbeiten, aufarbeiten, analysieren müsste. Wozu auch? Die Zeit hatte ich nicht, beziehungsweise wollte ich sie nicht dafür verbrauchen. Meine Einstellung war: Mit jeder Sekunde wird mein Leben kürzer. Daher entscheide ich, wie, mit wem, womit ich meine kostbare Zeit verbringe. Vor allem: mit welchen Gedanken. Ich muss nichts mehr.

| Ab jetzt nehme ich mein Leben in meine Hände.

Manche Leute schauten mich scheel an, wenn ich großmundig erklärte, das Wort »müssen« existiere in meinem Leben nicht mehr. Ich meinte damit nicht Verantwortung übernehmen, meinen Pflichten nachkommen etc. – ich meinte, ich muss niemandem gefallen. Ich muss nichts tun, nur um gut dazustehen. Ich muss meinen Mund nicht halten, nur weil mein Gegenüber das und jenes nicht hören will. Dabei wäre es gut und heilend für mich und damit auch für meine Umwelt, wenn ich öfter den Mund halten würde, still sein würde. Wenn man öfter überlegen würde, was man da gerade wieder spontan von sich geben will. Aber diese Erkenntnis kommt meist zu spät, sie kommt langsam, zumindest bei mir, und dieses Bewusstmachen kann auch schmerzlich sein. Vieles, das aus unserem Mund strömt, ist beschädigend, verletzend, egoistisch, bösartig, unnötig.

»Müssen« erinnert mich vom Grundtenor her immer an meine Bundesheerzeit. Müssen assoziierte ich mit Disziplin, Folge leisten, ohne Widerspruch agieren usw. – vielleicht ein Trauma meiner Exzeit. Mittlerweile bin ich zu der Erkenntnis und vor allem zu der Einsicht gelangt, dass eine Aufarbeitung verschiedener Krisen, Traumata und Erlebnisse sehr hilfreich und versöhnend ist: versöhnend mit dem eigenen Ich und versöhnend mit der engeren und auch weiteren Umgebung. Apropos aufarbeiten: Manches aufzuarbeiten tut sehr gut, weil es hilft, alte Muster zu erkennen und damit hoffentlich zu vermeiden. Muster, die du übernommen hast von deinen Eltern, von deinen Großeltern, von deinen Vorfahren. Die dir genetisch mitgegeben worden sind, ohne dass du dich wehren konntest. Muster, die sich eingeschlichen haben in dein Leben wie ein Geschwür, das sich unbemerkt ausbreitet. Muster, die deine Lebensqualität beschädigen, die dich in einem Licht dastehen lassen, in dem du gar nicht stehst. Das aufzuarbeiten oder abzuarbeiten soll dir guttun und es soll dich heilen. Noch einmal und immer wieder: »Heilen« ist so ein schönes Wort. Verletzungen heilen, die Narben verblassen lassen. Stabil und sicher sein, standhaft, frei von starken Schwankungen – sicher auch im Sinne von »sorglos«, frei von unvertretbaren Risiken der Beeinträchtigung, gefahrenfrei. Das klingt doch erstrebenswert, das ist es doch auch, worauf es im Leben ankommt.

Sorglos und frei sein. Ich wüsste gern, wie das geht. Um diese Ziele zu erreichen (also Ziel im Sinne eines Wunsches mit Zeitvorgabe/Termin), muss ich trainieren, muss ich hart arbeiten, um Stabilität zu erlangen oder überhaupt einmal in die Nähe dieses Gefühls zu kommen, um zu wissen, wie es sich denn anfühlt, stabil, also schwankungsfrei zu sein. Das geht nicht von heute auf morgen und auch nicht von heute auf übermorgen. Um sicher zu sein, um sich sicher zu fühlen, gefahrenfrei –, dazu braucht es – meistens – eine funktionierende Alarmanlage. Ich schreibe diese Zeilen nicht immer ausgestattet mit Stabilität und Souveränität, von Sicherheit bin ich überhaupt öfter entfernt, also tue ich ein wenig so, als ob ich sie hätte, ja? Mein kleines »Dilemma« hat

> **Ab jetzt bin ich Herr über meine Gedanken und mein Tun.**

bereits in meiner Kindheit begonnen. Wolfram, damals das liebe Kind gutbürgerlicher, liebevoller und sportlicher Eltern, eröffnet dir jetzt, dass er die Berge nicht so sehr liebt, wie man dies als Tiroler tun sollte. Berge beengen mich, und das war schon immer so. Ich mag nicht Skifahren, ich mochte nie Skifahren und ich werde nie wieder in meinem ganzen Leben Skifahren. Da hast du als Tiroler ein veritables Problem, und wenn man es auch noch sagt, und laut sagt, dann ist das so etwas wie eine Majestätsbeleidigung dem heiligen Land Tirol und seinen sehr sympathischen, aber mitunter auch sehr sturen Bewohnern gegenüber. Tiroler sind ein eigener Menschenschlag. Ich darf das sagen, ich bin einer von ihnen. Enge, Beengung, Blockade usw. – es sollten sich diese Gefühle dann 30 Jahre später wiederholen und sich massiv auf mein Leben auswirken. Ich habe eine normale Laufbahn – wie auch immer man es nennen will – absolviert: Volksschule, Gymnasium mit Verlängerung, eine Schreckenszeit für meine Eltern – ein Wunder, dass es geklappt hat. Dann Bundesheer, eine Institution, in der Hierarchien eine große Rolle spielen – ich konnte damals mit diesen nicht gut umgehen … Und danach – zumindest nach außen (für die anderen!) zielorientiert und immer schon wissend, was ich will, studierte ich Englisch und Musik. In Wahrheit wusste ich überhaupt nicht, wo es langgehen soll. Es ist mir so wie vielen Maturanten gegangen: Ich hatte keine Ahnung von irgendwas. Irgendwie landete ich dann beim ORF in Tirol. Dort war ich freier Mitarbeiter von 1981 bis 1987, dann wurde ich angestellt – da sind wir wieder bei der Sicherheit … 1990 habe ich gekündigt, weil ich mich menschenverachtend behandelt gefühlt habe (es ging ums Geld …), ich ging für zwei Jahre nach München zu SAT.1 Bayern. Dann Rückkehr zum ORF Tirol, dann kurze Verehelichung. 13 Monate und ein paar Tage. Erfreuliches Resultat dieses veritablen Beziehungsirrtums ist Felix. Ein prächtiger Bursche, heute 21 Jahre alt, zwei Meter groß. Dann Wien, das große Wien, der Weg ins Fernsehzentrum. *Zeit im Bild*, *Willkommen Österreich*, Musiksendungen wie *Starnacht im Montafon*, *am Wörthersee*, *in Wien* usw., Romy Galas etc. – alles bis auf den Musikantenstadl. Bis

1993 lief alles im Großen und Ganzen recht gut. Dann die Zeit der Angstzustände, der Panikattacken. Über die möglichen Ursachen habe ich schon geschrieben, das Warum ist auch egal, das Unangenehme ist, sie sind da. Irgendwann wurde der Leidensdruck zu groß und es kam der Augenblick, in dem ich tätig werden musste. Von selber wird sich der Zustand nicht verbessern. Das ist erwiesen, das ist erforscht und das habe ich am eigenen Leib erlebt. Dass du am nächsten Tag aufwachst und alles ist wieder gut, das spielt es in diesem Fall nicht. Nach dem Outing und den vielen Zuschriften schickte ich einen Serienbrief aus, in dem ich empfahl, professionelle Hilfe in Anspruch zu nehmen. Es ist viel getan, wenn man die Zügel in die Hand nimmt. Über die Therapie und meine Erfahrungen damit habe ich schon berichtet. Auffallend war damals für mich, dass ich mein Leid und die Bewältigung desselben, oder die Aufarbeitung, wie immer du es nennen willst, mit anderen teilen wollte. Ich wollte helfen, begleiten, heilen. Das fällt mir auch heute fallweise als Mentalcoach im Umgang mit meinen Kunden auf. Da gibt es einige, die »so eine Ausbildung« machen möchten, weil sie helfen wollen, Menschen, die in einer ähnlichen Situation sind, aus dem Teufelskreis herauszuholen. Oder jene, die sich einfach »mit solchen Dingen« wie Werten, Mission, Vision, Lebensqualität, inneren Quellen, persönlichen Zielen, Körperbewusstsein auseinandersetzen wollen. Zusammengefasst sich mit sich selbst beschäftigen wollen – mehr mit sich als mit den anderen. Einige von ihnen haben gute Schritte auf dem Weg in Richtung Erkenntnis gesetzt. Die Krux an der Geschichte ist: Die Erkenntnis ist gut, das Verändern noch besser, aber mit dem Dranbleiben hapert es in den meisten Fällen. Ich vergleiche das gerne mit Kreuzweh. Solange dich der Hexenschuss, die Verspannungen, der leichte Bandscheibenvorfall plagen, machst du brav und geflissentlich deine Übungen, gehst zum Physiotherapeuten oder zum Osteopathen oder zum Orthopäden. Wehe, die Schmerzen lassen nach, wehe, sie verschwinden. Dann pfeifst du auf die Regelmäßigkeit deiner Heilgymnastik und deine prophylaktischen und auch notwendigen Arztbesuche.

Ich wollte helfen. Aber ich bin kein Helfer, ich bin »Coach«. Ich bin Begleiter und Unterstützer für einen bestimmten Zeitraum. Helfen kann ich dir über die Straße, wenn du gehbehindert bist. Ich unterhielt mich damals lange mit einem guten Bekannten, Dr. Axel Mitterer aus Innsbruck, einem wilden Hund, Tennisstar, Bundesligaspieler, Wirtschaftsdoktor, gut aufgestellt und – Coach. Er absolvierte seiner Aussage nach die beste Ausbildung im deutschen Sprachraum, am Mentalcollege in Bregenz in Kooperation mit der Universität Salzburg. Er erzählte mir so euphorisch davon, so überzeugend, dass ich hin und weg war. Er ist schuld daran, dass ich nach einigen Anfangsschwierigkeiten die fundierte Ausbildung am Mentalcollege durchgezogen habe und heute froh bin, sie gemeistert zu haben. Was ich neben den vielen Lerninhalten, den unzähligen Praxisstunden, den Supervisionen und Selbsterfahrungen dort alles mitgenommen habe, sind die entstandenen und gewachsenen Freundschaften zu einigen wenigen Teilnehmern, nein, es sind allesamt Teilnehmerinnen! Wertvolle Menschen, die ich in meinem Dasein nicht mehr missen möchte, auch wenn wir uns selten austauschen. Ich habe damals in Bregenz, lange Zeit nach meiner Therapie, wieder den Draht zu mir aufgenommen und mich intensiv mit mir beschäftigt. Mit meinem Ich. Mit meiner Individuumsrolle. Und das tat mir sehr gut. Was ist damals passiert?

> **Nimm dich selbst nicht so ernst, aber stelle dein Individuum (Körper, Seele, Geist) absolut in den Mittelpunkt deines Lebens.**

Immer wieder dachte ich an die Botschaft, die mir meine Therapeutin damals, in der schlimmen Zeit meiner Attacken, mitgegeben hatte: »NEHMEN SIE SICH NICHT SO ERNST!« Das klang damals hart, aber genau diese Worte waren mein Weg zurück ins Leben! Heute sage ich: Nimm dich selbst nicht so ernst, aber stelle dein Individuum (Körper, Seele, Geist) absolut in den Mittelpunkt deines Lebens. Denn du hast nur ein einziges Leben. Zumindest glaube ich an nur ein Leben. Mit jeder Sekunde geht ein winziger

Bruchteil meines Lebens unwiederbringlich vorbei. Seit damals stelle ich auch den Begriff »Lebensqualität« in das Zentrum meines Daseins. Die Gratwanderung zwischen »sich zu wichtig nehmen« und »leiser Zurückhaltung« ist schwierig. Unterm Strich steht: Wir wollen gebraucht werden, wir wollen geliebt werden, wir wollen sympathisch sein usw. – wir wollen perfekt sein! Der Perfektionismus. Der eigene Anspruch, wenig bis keine Fehler machen zu wollen respektive zu dürfen. Warum muss

Fehler machen ist erlaubt.

ich perfekt sein? Wer sagt das, wer fordert das ein? Wen geht es etwas an, ob ich perfekt, mittelperfekt, schlampig oder gar nachlässig bin? Auch wenn ich Wert darauf lege, perfekt zu erscheinen, dann kann ich mich dennoch durchlavieren durch die Widrigkeiten des Lebens (hier wieder privat oder beruflich), dann kann ich täuschen und tarnen, dass überhaupt niemand etwas von meinen Fehlern bemerkt, oder? Täuschen und tarnen. Die Minderwertigkeitskomplexe kaschieren. So war es fallweise auch bei mir. Ich wollte beliebt sein, vielleicht wollte ich sogar geliebt werden. Nicht von den Eltern … Das war auch sehr wichtig, aber da ging es um eine andere Liebe und/oder Anerkennung. Ein heißes Thema? Das hatten wir schon: Nur wer sich selbst liebt, der kann auch andere lieben. Fehler machen ist erlaubt. Ja, ich darf Fehler machen! Das artet manchmal schon so aus, dass ich sogar absichtlich welche mache. Keine gravierenden, keine mit großen Auswirkungen, aber so kleine Nadelstiche, kleine Fehlerchen, die mir dann ein bisschen Freude machen. Auch nicht normal, oder? Ich denke, dass man die »Antreiber« hin und wieder auch durch »Erlauber« ersetzen darf und soll. »Ich darf faul sein. Ich darf nachlässig sein. Ich darf Fehler machen.« Diese Einstellung zu generalisieren, wäre sicherlich fatal. Ab und zu – ja! Aber das WARUM meiner Panikattacken und Angstzustände hat sich erledigt: Es war ein Übermaß an Perfektionismus in allen Lebensbereichen.

Gutzumachen, was du einmal in deinem Leben verbockt hast, auch dir selber gegenüber, ist schwer und es stellt sich vor allem die Frage: Bringt es dir etwas? Ist das effizient? Ist es sinnvoll, zurückzublicken und immer alles aufzuarbeiten? Ich denke nicht, wobei ich es nur aus meiner eigenen Sichtweise darstellen kann. Therapeuten, Ärzte, Psychiater, Psychologen, auch Kolleginnen und Kollegen aus dem Mentaltrainerbereich, Coaches, Lebensberater sind möglicherweise anderer Meinung. Aber das Schöne ist ja, dass wir nicht alle immer einer Meinung sein müssen. Das wäre fad und langweilig. Ich bin auch dagegen, die absolute Mittigkeit anzustreben. Wo bleibt denn da die Verrücktheit – ver-rückt … Da wäre ja nichts mehr zu tun. Da brennt es nicht mehr … Meine Meinung drücke ich seit geraumer Zeit mit ICH-Botschaften aus. Ich sage generell nicht mehr:»Das und das ist gut oder schlecht«,»Das geht ja überhaupt nicht, was du da schon wieder redest«, ich formuliere fast nur mehr in»Ich-Botschaften«:»Ich möchte nicht, dass du so mit mir umgehst«,»Ich habe keine Lust dazu!«,»Ich werde das und jenes so machen!« Die ICH-Botschaft ist das Zaubermittel. Das klingt von der Vermittlung, von der Botschaft her persönlich, eigenständig und selbstbewusst. Und wenn das Ganze – was mir anfangs sehr schwergefallen ist – noch dazu ruhig und sachlich ausgesprochen wird, dann kennen sich die Menschen, die dich umgeben, mitunter nicht mehr aus. Weil sie es bis dato anders gewohnt waren.»Was ist denn mit der oder dem los?« Mental zurücktreten ist eine wunderbare Sache. Einen Schritt zurücktreten, Emotionen herunterschalten, in Ich-Botschaften sprechen und unpersönlich werden. Unnahbar werden, distanzierter sein, Grenzen setzen. Unpersönlich sein heißt nicht, unfreundlich zu sein. Das sollte auch ein Kernsatz in deinem Leben sein. Ich hoffe es für dich!

> Die ICH-Botschaft ist das Zaubermittel.

Planung

Was nachhaltig und effizient zur Steigerung meiner Lebensqualität beigetragen hat, war die intensive Auseinandersetzung mit den Begriffen »Zeitmanagement« und »Lebensmanagement«. Management meines Lebens. Ich wollte nicht mehr planlos durch die Zeit torkeln, von einem Tag auf den anderen leben und nicht wissen, was ich zu tun habe. Ich wusste natürlich, wann ich zu arbeiten hatte, der Tagesablauf war geregelt, aber eben nicht geplant. Freizeitaktivitäten wurden nach Lust und Laune, selbstverständlich auch nach der jeweils verfügbaren Zeit, gestaltet. Aber immer mehr zufällig als geplant, und das fühlte sich unangenehm an. Ich beschloss, meine Zeit durchzustrukturieren. Ich schaffte mir ein Zeitplanbuch an und hatte anfangs große Skepsis, weil ich alle Termine, egal welche, handschriftlich notieren musste. Handschriftlich. Wer macht denn das heutzutage noch? Wo wir doch alle wunderbare, kommunikationstötende, nicht -fördernde i-Phones, i-Pads, i-Pods und was weiß ich noch alles haben. Ja, kommunikationstötend. Wie oft sieht man ganze Familien im Lokal, Vater, Mutter und zwei Kinder, und alle, die Großen und die Kleinen, haben ein digitales Gerät in der Hand und tippen wie verrückt darauf herum. Vielleicht schreiben sie einander SMS oder E-Mails oder sonst was. Tun sie natürlich nicht. Sie sitzen an einem Tisch und keiner kommuniziert mit dem anderen. Das ist doch völlig abnormal. Warum reden die nicht einfach miteinander? Vielleicht haben sie es schon verlernt? Wie viele Menschen kennst du in deinem Umfeld, die absolut handysüchtig sind? Süchtig nach neuen Nachrichten? Süchtig nach Aufmerksamkeit? »Hat jemand geschrieben? Ganz sicher hat mir die Susi geschrieben, wo sie gerade ist und was sie gerade macht!« Toll. Wie viele Zeitgenossen fingern alle zwei Minuten ihr Handy heraus, tippen darauf herum und lassen es dann wieder – für nur kurze Zeit –

verschwinden. Und das geht pausenlos so! Nicht nur Jugendliche und Kinder, nein, auch Erwachsene. Scheinbar normale Menschen halten es nicht aus, unerreichbar zu sein. Sie können ihr Mobiltelefon am Abend nicht ausschalten. Nicht, weil sie erreichbar sein MÜSSEN, weil die berufliche Verantwortung so groß ist und die Firma wahrscheinlich den Bach hinuntergehen würde (würde sie ganz sicher nicht ...), wenn sie ausgerechnet heute Abend nicht erreichbar sind. Nein, weil sie sich mit dem Gedanken des Offline-Seins nicht auseinandersetzen können oder wollen. Weil sie es körperlich nicht aushalten, unerreichbar zu sein. Vielleicht haben sie ein Aufmerksamkeitsdefizit? Da könnte man mit professioneller Hilfe schon etwas machen! Meldet sich der Kontrollfreak in dir? Verlierst du beim Gedanken daran die Kontrolle, über was oder wen auch immer?

Geht dir das nicht auf die Nerven? Oder gehörst du auch zu diesen Handyjunkies? Wenn es dich nervt, lies weiter, ansonsten überspringe die nächsten Zeilen. Wenn es mich nervt, dann verwende ich die Ich-Form und sage: »Ich möchte nicht, dass du, während wir hier sitzen/fahren etc., pausenlos mit deinem Handy spielst. Bitte tu das nicht in meiner Gegenwart.« Jetzt kommt es: Wer das nicht akzeptiert, der kann mich. Mach ein Experiment und teste dich: Schalte dein Handy vielleicht am Freitagabend aus und am Montagmorgen wieder ein. Und benütze es dazwischen nicht. Unmöglich, sagst du? Tatsächlich? Unmöglich? Was passiert, wenn du das machst? Geht dann die Welt unter? Werden Vermisstenanzeigen nach dir aufgegeben? Auf die Diskussion »Handyverbot in Schulen« gehe ich jetzt gar nicht ein, weil da so viele Experten mitreden, Lehrer, Eltern und natürlich Schüler. Die lieben Bauxerln müssen ja unbedingt auch in der Schule erreichbar sein, ich frage mich nur, was wir die Jahrzehnte davor gemacht haben, als es noch keine mobilen Telefone gab? Unverzichtbare Lernhilfen? Egal, jeder ist seines Glückes Schmied. Was andere tun, ist deren Sache. Ich plane und fahre gut damit.

Wo beginnt eine gute Planung? Sollte es gleich eine Lebensplanung sein? Warum nicht? Hast du einen Lebensplan? Stellst du dir die Frage, was für einen Sinn, welchen Zweck dein Leben hat? Oder ist dir das egal? Vision, Mission, Werte? Ist das etwas für dich? Gut. Dann gehen wir es an! Beginnen wir mit dem viel strapazierten Begriff »Vision«. Was ist eine Vision? Wer ist ein Visionär? Das klingt meistens nach Zukunftsexperten, nach abgehobenen Träumern, nach Fantasten. Ich glaube, die einzig wahre Lebensvision gibt es nicht. Zumindest nicht in meinem Leben. Also reden wir von Lebensvisionen, von Lebenszielen. Verbunden damit sind verständlicherweise die Fragen: Wie finde ich mein Hauptlebensziel? Wie finde ich meine Lebensziele, meine Lebensvisionen? Es gibt provokante Möglichkeiten: Du könntest dir einmal vorstellen, was dein bester Freund anlässlich deines – sagen wir – achtzigsten Geburtstages vor versammelter Festschar über dich sagt, wie er deine Lebensbilanz aufbereitet. Keine erfundenen Komplimente verteilt, sondern die unverblümte Wahrheit sagt. Was du für ein Mensch bisher warst, wie du bist, deine Charaktereigenschaften, deine guten Seiten, deine weniger guten Seiten – alles, was dich als Individuum ausmacht, und vor allem das, wie dich die anderen, deine engen Verwandten und Freunde, wahrnehmen. Stell dir das einmal bildlich vor, möchtest du das? Dann gibt es eine andere Variante: Du könntest deine eigene Grabrede schreiben. Das klingt jetzt makaber, wir wollen in unserer Gesellschaft das Thema Sterben, Tod usw. wegschieben und verdrängen, nicht darüber reden. Die eigene Grabrede. Ich sage dir, das regt zumindest zum Nachdenken an. Ich habe es gemacht. Was werden die Leute über mich sagen, wenn ich im Sarg liege? Willst du etwas beschönigen? Dich anders darstellen, als du bist beziehungsweise warst? Das wäre ja gelogen und unfair. Formuliere dein besonderes Hauptlebensziel. Formuliere und schreibe es auf! Realistisch, positiv, im Präsens, in der Ich-Form … Und vergiss nicht, du machst das für dich. Schreibe lohnend, nach Möglichkeit Nutzen stiftend und vorwiegend auf ideelle Werte bezogen. Das funktioniert, wenn du es willst. Vergiss den Materialismus für eine gewisse Zeit, ganz ohne geht es nicht, aber jetzt brauchst du ihn nicht. Bitte beachte, dass sich an deinem Lebensziel jetzt auch das berufliche und das private Ziel ausrichten. Vermeide bitte jegliche Widersprüche zwischen den beiden! Und jetzt kommt der entscheidende nächste Schritt in deinem Tun: Jetzt geht es um deine derzeitige Situation, dein Hier und Jetzt. Die Fragen lauten: Wo stehe ich heute beruflich, wo stehe ich privat, wie geht es mir, was fühle ich, was sind meine Wünsche, welches meine Ziele? Wohin soll es gehen? Und schreibe bitte (handschriftlich und deutlich!) deine jetzige Situation unverblümt und ohne etwas zu beschönigen nieder. Jetzt beginnt das eigentliche Tun: Du siehst, wo du stehst, du erkennst, was deine Ziele sind, was dein Hauptlebensziel ist, und du beginnst JETZT zu PLANEN. Was musst du tun, um dein Ziel zu erreichen? Gute Frage. Du könntest dir Teilziele stecken: kurzfristige, mittelfristige und langfristige. Dein Lebensziel muss eindeutig und klar definiert sein und ganz oben stehen in deiner Prioritätenliste.

Mir hat in meiner dunkleren Zeit sehr geholfen, dass ich in der Folge mein berufliches Ziel definiert, mein privates Ziel formuliert habe, verbunden mit der Frage: Was will ich alles erlebt und erreicht haben (in meiner Bilanz)? Dann habe ich mir Teilziele gesteckt, also: Wo stehe ich in sagen wir fünf Jahren, also mittelfristig, und wie sieht es in einem Jahr aus, also kurzfristig? Planung, Zielsetzung, Vorhaben sind gut. Nur scheitert bekanntlich fast jedes Vorhaben dann, wenn wir nicht an die Umsetzung herangehen. Ich habe auch während meiner Ausbildungen zahlreiche Techniken und Methoden kennengelernt, die mir sehr bei der Umsetzung der jeweiligen Wünsche, Ziele und Visionen geholfen haben. So wie auch der Terminkalender sehr hilfreich war, nicht jener im Mobiltelefon oder der am PC, nein, das Zeitplanbuch, ich nenne es ZPB. Das ZPB, in das ich schriftlich, natürlich handschriftlich, meine Termine eintrage, seit vielen Jahren: gelb für ORF, also Beruf, blau (was sonst) für Freizeit, rot für ganz wichtige Termine usw. Ich habe damit einen ganz genauen Überblick über die aktuelle Woche und auch über meine fixen Termine in der Zukunft. Teilziele werden eingetragen, Aktivitäten festgelegt. Und was ganz wichtig für mich war und ist und was meine Lebensqualität enorm gesteigert hat: Ich habe mir alle MEINE Termine (mit mir – meinem ICH) – zum Beispiel Fitnesscenter, Laufen gehen, Sauna, Massage – mit der höchsten Priorität eingetragen und immer mit Codebuchstaben versehen. Hätte ja sein können, dass ich meinen Kalender verliere und jemand liest, wie oft ich (mittlerweile) Sport betreibe und mich massieren lasse. Sollte ich also mein ZPB verlieren und du findest es, nur für dich zur Information: BRONX bedeutet Fitness, weil mein Fitnesscenter kein elitäres ist, kein Schickimicki-Laden, sondern mich an Gefängnisfitnesscenter in New York aus diversen Filmen erinnert, SAU heißt Sauna (das sollte ich ändern), JOG ist Laufen usw. Jetzt ist aber Schluss, zu viel solltest du auch nicht über mich erfahren. Zurück zum Wesentlichen: Meine Termine sind Pflichttermine und nicht verschiebbar. Außer ein Familienmitglied oder einer meiner ganz wenigen Freunde ist in Not. Sonst nicht! »ICH habe einen Termin, ICH kann zu diesem Zeitpunkt nicht!« Das sage ich dem jeweiligen Gegenüber natürlich nicht, »einen Termin mit MIR«, das würde komisch ankommen … Jetzt hast du deinen Termin mit dir

> **Meine Termine sind Pflichttermine und nicht verschiebbar.**

und jetzt halte ihn auch ein! Plane, trage ein und realisiere! Setze um! Du wirst sehen, was das mit dir macht. Ich mag es, wenn ich die kommende Woche vor mir sehe. Am Samstag plane ich diese neue Woche Tag für Tag. Pflichttermine, die schon längere Zeit feststehen (auch die mit MIR!), sind ohnehin schon notiert, auch die Arbeitszeiten stehen schon länger aufgrund des Dienstplanes fest. Wichtig ist, dass ich mir Zeitpolster lasse oder gönne. Berechne immer mehr Zeit für deine Aktivität ein, als tatsächlich verbraucht zu werden scheint. Dann kommst du nicht in Stress. Ich bin lieber eine Viertelstunde früher am Flughafen als geplant. Ich fahre lieber früher in die Stadt, um ein Konzert zu besuchen, und auch bei Einladungen stehe ich gerne eine Viertelstunde zu früh vor der Tür, anstatt zu spät zu kommen. Meine Frau ist da ganz anders.

Wenn du willst, können auch die Hauptlebensvision, die Ziele, die Rollen, die Wünsche Einzug halten in dein persönliches ZPB: Du musst den Raum dafür schaffen, also mehr Blätter hinzufügen, Platz schaffen, um deine Gedanken, deine Gefühle zu formulieren. Wenn du das willst. Noch einmal: Sinnvoll ist es, wenn du dein Leben auf einer Wochenbasis organisierst. Wir Menschen können ganz gut in der zeitlichen Größenordnung von Wochen denken, die Tagesplanung verführt und verleitet eher dazu, Geschäftigkeit und Hektik zu organisieren. Die Lösung liegt darin, Prioritäten zu setzen, und zwar für das, was im ZPB steht, und nicht für das, was auf dem Terminplan droht. Alles hängt davon ab, was DU dir vornimmst und was du für dich notierst. Vergiss auf keinen Fall, Menschen in deiner Planung zu berücksichtigen. Und: Das ZPB sollte dein Assistent sein, keinesfalls dein Meister. Dein ZPB sollte nur auf deine Bedürfnisse, auf deine persönlichen Eigenschaften, deinen Stil zugeschnitten sein. Wichtig ist auch, dass du deine wichtigsten Aufgaben vor Wochenbeginn in dein ZPB einträgst. Nur so gelingt es dir, die Zeit für Prioritäten freizuschaufeln. Der amerikanische Bestsellerautor von Lebensratgebern, Stephen Covey, spricht vom »Kieselprinzip«.[13] Damit meint, er, dass im ersten Planungsschritt die großen Steine für wichtige Prioritäten in einem Krug untergebracht werden. Dieser sollte aber nur so weit gefüllt werden, dass noch Platz bleibt für die weniger wichtigen Dinge wie Kies, Sand und Wasser. Planen wir also unsere Woche nach dem »Kieselprinzip«! Zuerst die großen Steine in den Krug, dann wird sich zwischen diesen noch jede Menge Platz finden, um viele kleinere Kieselsteine und Sand aufzunehmen.

Eine derartige Planung ist der Schlüssel für eine ausgewogene Zeitbalance und damit auch für eine harmonische Lebensbalance. Wenn ich den Fokus auf meine Wochenplanung richte, dann fällt es mir leichter, Wichtiges von Unwichtigem zu unterscheiden, dann kann ich viel leichter Nein sagen zu Dingen, die mich von der Erledigung der wichtigsten Termine und Verpflichtungen abhalten. Das Dringende darf nicht das Wesentliche ersetzen oder gar verdrängen. Kennst du dieses Gefühl am Ende einer Woche, dass du viel getan, aber wenig bis nichts erreicht hast? Eine ideale

Hilfestellung für eine effiziente Tagesplanung ist auch die ALPEN-Methode. Nimm einen Zettel zur Hand – vielleicht zeichnest du als Unterstreichung der ALPEN-Methode ein paar Berggipfel, und zwar einen für jeden Buchstaben: A, L, P, E und N. A steht für »alle Aufgaben notieren«, auch scheinbare Routineaufgaben und Kleinigkeiten. Welche Tagesaufgabe habe ich? Was ist unerledigt vom Vortag, welche Termine sind geplant? Welche Telefonate führe ich, mit wem? Vergiss nicht: Nur was du aufschreibst, hat auch die Chance, erledigt zu werden! Dann L für »Länge der Aktivitäten schätzen«: Nimm dir nicht mehr vor, als du bewältigen beziehungsweise erreichen kannst. Frag dich: »Wie lange brauche ich für diese Aufgabe?« Nach dem Motto: Weniger ist mehr! P steht für »Pufferzeiten einplanen«. Vergiss nicht, genügend Zeitpolster für Pausen und Unvorhergesehenes einzuplanen. Die »To-do«-Zeit sollte ca. 60 Prozent der planbaren Zeit ergeben. E für »Entscheidungen treffen«, was Prioritäten, Kürzungen und Delegation betrifft. Was mache ich wann? Wenn du in diesen Punkt E investierst, dann bringt dir das den größten Nutzen für deine Tagesplanung. N steht für »Nachkontrolle«: Mache es dir zur Gewohnheit, dein Tagesergebnis zu überprüfen und dann auch zu übertragen. Was habe ich geschafft? Manches, das öfter übertragen wird, ist möglicherweise nicht so wichtig, wie es ursprünglich schien, auch nicht dringend – vielleicht erledigt es sich von selbst? Du kannst es vielleicht auch überhaupt streichen.

> **Das ZPB sollte dein Assistent sein, keinesfalls dein Meister.**

Es ist sinnvoll und es hat sich auch in meiner Selbstanwendung bewährt, wenn du bei deiner Tagesplanung verschiedene Punkte beachtest und einhältst. Ich erwähnte schon, dass alle fixen Termine eingetragen werden sollten. Beachte aber auch Unerledigtes vom Vortag, lasse nichts einfach unter den Tisch fallen. Reserviere unbedingt auch genügend Zeit für Telefonate, für Gespräche mit Kunden, Mitarbeitern, Vorgesetzten, Kollegen usw. und vor allem für deine Korrespondenz. Stichwort E-Mail-Flut. Plane für diese Aktivitäten Zeitblöcke ein und gib ihnen grobe Zeitstrukturen.

Bleib dabei flexibel! Aber nicht so, wie es sich gerade ergibt, sondern plane und führe durch. Entscheidend für deinen harmonischen und ausgeglichenen Arbeitstag ist auch, dass du genügend Zeit hast für eventuelle Störungen, für aktuell auftretende Probleme und Aufgaben, für nicht vermeidbare »Zeitdiebe« und auch für soziale Aktivitäten und stelle dir bei jedem neuen Arbeitsvorgang die Frage: WAS ist wesentlich? Was passiert, wenn ich das und jenes jetzt nicht erledige? Oder was würde passieren? Also Prioritäten zuerst![14] Was mich in meiner Lebensführung sehr unterstützt, ist das Bewusstmachen des abgelaufenen Tages, ein positiver Abschluss eines Tages. Da kann ich dir aus meinem Schatzkisterl zwei konkrete Dinge mitgeben, zum einen die »Highlight-Technik« und zum anderen die »Fünf-Finger-Fragen«. Den Tag positiv abschließen heißt, beim Übertritt vom Berufsbereich in den privaten Bereich oder in andere Rollen eventuell Trenntechniken anwenden.

Du kannst am Abend, wenn du einige Minuten Ruhe hast oder sie dir suchst, ganz bewusst und regelmäßig, also jeden Tag, einen mentalen Rückblick auf die Berufsrollen und die Privatrollen durchführen und dein persönliches Tages-Highlight identifizieren und notieren. Das kann das Vogelgezwitscher am Morgen im Garten gewesen sein, das köstliche Frühstück, ein angenehmes Gespräch mit einem Kollegen, die Hilfestellung eines Freundes, ein Musikstück, das dir besonders gut gefallen hat, oder vielleicht kommt das Tages-Highlight erst mit dem Lesen des Buches, das dich zur Zeit fesselt. Was hat dich heute berührt? Was hat dir heute gutgetan? Was hat dir heute gefallen? Du erwählst dir dein Tages-Highlight selbst. Schreibe es auf, notiere es in dein ZPB. Schaffe dir für jeden Tag eine Zeile für dein Tages-Highlight. Benenne Sie vielleicht mit THL, oder wie du willst. Dann kreiiere am Wochenende dein Wochen-Highlight, aus den 52 Wochen-Highlights pro Jahr kannst du dann am Silvstertag dein Jahres-Highlight wählen. Das hat den Sinn, dass du dich einige Momente mit positiven Dingen beschäftigst, die dein Herz und deine Seele öffnen, und dich mit einem warmen, harmonischen, zufriedenen Gefühl daran erinnerst. Mache es, du wirst sehen, es tut dir gut. Es sind keine Wunderheilmittel, keine esoterischen »Klimbim-Geschichten«, nein, es sind ganz andere, ungewohnte Gedanken, also Bilder und Wörter in deinem Kopf. Du grübelst nicht mehr über das und jenes, du kritisierst in Gedanken nicht wie üblich andere Mitmenschen, du beschäftigst dich ausschließlich mit dir und deinen persönlichen Highlights. Und das tut dir gut, ich verspreche es dir.

Man kann alles ins Lächerliche ziehen, man kann alles hinterfragen, ich schlage vor, bewerte nicht, sondern wach auf und komm ins Tun! Es gibt Menschen, du kennst sie auch, die tun alles ab mit Sätzen wie »So ein Blödsinn, was bringt denn das?«, »Warum sollte ich jeden Tag in die frische Luft gehen, das ist doch sinnlos und heute ist es wieder so kalt!«, »Gesunde Ernährung, wozu? Ich sterbe ja ohnehin ...«. Jeder soll tun, was er will. Jeder ist seines Glückes Schmied. Daran glaube ich ganz fest. Natürlich hast du nicht die Garantie, dass du hundert Jahre alt wirst (will ich das?), wenn du gesünder oder gesund lebst. Das Schöne im Leben ist, du spürst es ja in deinem Bewusstsein, was dir guttut. Nicht im Unterbewusstsein, nein, du weißt, was gut für dich ist, und machst meistens das Gegenteil davon. Körperlich und seelisch. Warum? Ich sage es dir: Weil es unbequem ist, sich zu ändern. Weil es nervig ist, tagtäglich an durchwegs Nutzen bringende Dinge zu denken und auch danach zu leben. Weil es anstrengend ist. Ich weiß, wovon ich hier schreibe. Ich bin nicht ganz so diszipliniert, wie du vielleicht glaubst. Ich falle öfter in alte Muster zurück und denke, sage und mache Dinge, die mir nicht guttun. Aber: Mittlerweile bin ich wach. Ich spüre, wenn es nicht rund läuft. Ich weiß, wann ich mich nicht gut behandle. Ich warne mich selbst: Hallo!!!!! Was machst du????? Jetzt wird's wieder Zeit ...! Und dann breche ich wieder auf zu meiner Ich-Wanderung. Auch für mich ist es mitunter mühsam, glaube mir. Aber es nützt. Es wirkt. Wenn ich diverse Erkenntnisse, Inhalte, Techniken, die ich kennengelernt habe, auch anwende – regelmäßig, wie ein körperliches Training

Wach auf und komm ins Tun!

(das gehört übrigens auch dazu) –, dann geht es mir mit mir und meinem Leben von Tag zu Tag in jeder Hinsicht besser und besser. Jeden Tag.

Und hier noch die »Fünf-Finger-Fragen-Technik«: Das ist ebenfalls eine Methode, mit der du den Tag positiv, kreativ und konstruktiv abschließen kannst. Wir haben fünf Finger: Daumen, Zeigefinger, Mittelfinger, Ringfinger und den kleinen Finger. Wir benennen sie abgekürzt mit D, Z, M, R und K. Wir nehmen als Erstes den Daumen in die Hand, wir greifen ihn mit der anderen Hand an und fragen uns selbst: Habe ich heute Denkergebnisse gehabt? Irgendwelche Nutzen bringende Einfälle? Vielleicht Ideen, die mich weiterbringen? D steht für Denkergebnisse = Daumen. Dann nehme ich den Zeigefinger und frage mich: Habe ich heute Ziele oder Zielchen erreicht? Die Antwort kann ohne Weiteres ein »Nein« sein. »Ich habe heute nichts erreicht.« Kann auch sein. Dann nehme ich den Mittelfinger für M und frage mich: Habe ich heute mental etwas für mich getan? Habe ich positive Gedanken gehabt? Habe ich eine Mentalübung gemacht, Atemübungen vielleicht oder Ähnliches? Habe ich heute bewusst etwas gemacht, das mir gutgetan hat? Dann ist der Ringfinger an der Reihe – R –, verbunden mit der Frage: Habe ich heute etwas richtig gemacht? Beantworte dir bitte auch diese Frage und komme schließlich zu K, dem kleinen Finger. Nimm den kleinen Finger in deine andere Hand und stelle folgende Frage: Habe ich heute meinem Körper Gutes getan? Habe ich mir ein Körpergeschenk gemacht? Und beantworte dir auch diese Frage. Ich habe mir in der Zeit, als ich noch rauchte, wochenlang bei der Beantwortung der Frage K folgende Antwort gegeben: »Ich habe heute nicht geraucht und somit meinem Körper ein Geschenk gemacht.« Vielleicht findest du das jetzt sonderbar, einmal, dass ich mit mir rede, zum anderen, dass ich mir durch das Nichtrauchen ein »Geschenk« mache. Ja, ich sehe es als Geschenk für mich. Warum soll ich immer den anderen etwas geben, schenken usw. – wer ist der wichtigste Mensch in meinem Leben? Nicht IM Leben, in MEINEM Leben … erinnere dich! Faktum ist, dass ich auf diese Art und Weise wochenlang nicht geraucht habe. Welcher Raucher kann das schon von sich behaupten? Und das alles mit einer kleinen, unscheinbaren mentalen Technik.

Ich mache dir folgenden Vorschlag: Leg deine Hand auf ein großes Blatt Papier und zeichne deine Finger nach. Benenne sie mit den Buchstaben D, Z, M, R und K und schreibe die Fragen in Kurzform direkt in die Finger hinein. Dann nimm das Blatt am Abend, wenn du Ruhe und Muße hast, und beantworte dir diese Fragen. Wie schaut deine Tagesbilanz aus? Bist du mit dir zufrieden? Kannst du den Tag positiv abschließen? Das macht etwas mit dir, ich verspreche es dir. Nur: Bleib dran. Gib nicht auf! Es gab Mitmenschen, die mich fast mitleidig angesehen haben, wenn ich ihnen von dieser Technik erzählte, so quasi: »Was ist denn das für ein esoterischer Blödsinn? Dafür habe ich garantiert keine Zeit.« Auch gut, wenn du es so siehst. Aber: Du hast viel Zeit, um deine Gedanken täglich, über einen langen Zeitraum, auf Fehler, auf Schwierigkeiten, auf Probleme zu richten, die in der Vergangenheit liegen. Dafür hast du Zeit. Und das ist gefühlt kein Unsinn? Wenn du negativ in der Vergangenheit verweilst und das ständig, dann gibst du deinen Sorgen und Nöten einen zu großen Stellenwert in der Gegenwart. Wäre es nicht besser, etwas für dich zu tun, im Hier und Jetzt? Du kannst hartnäckige Gedanken, die dir nicht guttun, verbieten und sie stoppen. Ich meine damit die Gedankenspiralen, die zumeist in der Nacht ungefragt und nicht willkommen auftauchen und dich nicht schlafen lassen. Du hast es in der Hand, diese Gedanken zu stoppen, und zwar durch Selbstbestärkung, durch Autosuggestion. Vielleicht sagst du dir manchmal: »Ich bin blöd. Ich bin ein Versager. Ich kann nichts usw. ...« Formuliere es anders: »Ich habe in meinem bisherigen Leben schon so viele Probleme gelöst und so viel geschafft. Dafür ist Intelligenz notwendig.« Die Formulierung »Ich bin NICHT blöd« wäre nicht zielführend. Das ist so, als würdest du jemanden fragen »Was wollen Sie?« und er erzählt dir zuerst, was er NICHT will. Das ist doch uninteressant und führt zu keiner Lösung. Ich will nicht wissen, was du nicht kannst oder was du nicht willst. Ich möchte erfahren, was du kannst, was du dir wünschst. Und das gelingt dir durch positive Bestärkung und Formulierungen in Wörtern und Bildern, also in deinen Gedanken. Das kannst du lernen und trainieren, indem du es praktizierst – immer öfter und öfter.

> Ich schaffe es!
> Ich bin mutig!
> Ich bin zuversichtlich!
> Ich bin ruhig und gelassen!
> Ich bin stark!
> Ich erreiche meine Ziele!

Bindestrich

Ich habe kürzlich eine Geschichte der amerikanischen Autorin Linda Ellis gelesen, die mich sehr berührt hat.

»*Ich las einmal von einem Mann, der beim Begräbnis einer Freundin die Rede hielt. Er sprach von den Daten auf ihrem Grabstein, vom Anfang ... bis zum Ende. Erst nannte er das Datum ihrer Geburt, das danach folgende mit Tränen in den Augen. ›Aber‹, sagte er, ›was wirklich zählt, ist nur der Bindestrich zwischen den Jahreszahlen. Dieser Bindestrich steht für die Zeit, die Zeit, die sie lebte und wandelte auf Erden. Und nur jene, die sie geliebt haben, wissen, was dieser kleine Strich wirklich wert ist. Für diesen kleinen Strich spielt es keine Rolle, wie viel wir besitzen. Die Autos, das Haus, das Geld. Wichtig ist nur, wie wir leben und lieben und wir wir unseren Bindestrich gestalten. Denke gründlich darüber nach‹, forderte er, ›gibt es Dinge, die du noch ändern möchtest? Du weißt nie, wie viel Zeit dir noch bleibt, um es zu tun. Immer, wenn du es kannst, dann halte inne, um zu erkennen, was wahrhaftig, echt und richtig ist, und versuche stets, die Art und Weise zu verstehen, wie andere Menschen fühlen. Sei nicht so schnell verärgert und gib anderen Anerkennung, und liebe Menschen deines Lebens, wie du nie zuvor geliebt hast. Behandle andere mit Respekt und trage öfter ein Lächeln. Denk daran, dass dieser besondere Bindestrich nur ganz kurz sein kann.‹ Und er schloss: ›Wenn einst in deiner Grabrede die Werke deines Lebens verkündet werden, könntest du auf all das stolz sein, wofür dein Bindestrich steht?‹*«[15]

Ist es wichtig für dich, wofür dein Bindestrich steht? Denkst du, dass du das beeinflussen kannst? Jetzt auf Seite 213 denke ich, dass du diese Frage mit »Ja!« beantwortest. Ich hoffe es für dich. Du kannst es beeinflussen. Du kannst maßgeblich dazu beitragen, wofür dein Bindestrich steht. Was wird dein bester Freund an deinem Grab über dich sagen? Wie werden dich deine Kinder, so du welche hast, in Erinnerung bewahren? Was wird auf dieser Welt, auch wenn du körperlich nicht mehr da bist, von dir übrig sein? Welche Energien, welche Gedanken über dich werden vorhanden sein? Du kannst es beeinflussen und lenken. Jederzeit.

Weil ich gerade das Wort »körperlich« schrieb: Mir hat bei meinem »Weg zurück ins Leben« meine Körperkommunikation sehr geholfen. Wenn meine gesundheitserhaltenden Systeme gut funktionieren, dann ist meine körperliche Befindlichkeit in Ordnung. Diese gute Befindlichkeit, dieser gute Zustand übt einen starken Einfluss auf mein Denken und auf mein Fühlen aus. Und das wiederum greift unmittelbar auf meine mentale Verfassung zu. Das heißt: Wenn ich körperlich gut beisammen bin, dann geht es mir gut. Wenn ich mich regelmäßig bewege, dann nähere ich mich meinem mentalen Idealzustand. Natürlich darf ich viele andere Dinge zusätzlich tun, die mir GUTTUN: Gedanken, die heilend sind für mich, Rituale, die mich sicher machen, Methoden und Techniken, von denen ich weiß, was sie mit mir anstellen (können). Dranbleiben ... Aber die Körperlichkeit, die Körperkommunikation steht auf meiner Liste ganz oben. Ich weiß, dass eine gute Kommunikation mit meinem Körper und seinen Systemen für mein geistiges, emotionales und energetisches Wohlbefinden sorgt. Nicht umsonst habe ich unter dem Terminus »Wohlstand« (»es steht wohl in meinem Leben ...«) die Körperlichkeit als einen der für mich wichtigsten vier Parameter angeführt. Körperkommunikation ist für mich in erster Linie Bewegung. Diese hat sich im Lauf der Jahrzehnte verändert, auch altersbedingt, aber das große Geheimnis ist nach wie vor die Regelmäßigkeit. Ich besuche ein kurioses Fitnessstudio in der Nähe unseres Wohnortes. Alte, funktionelle Maschinen, an denen muskelbepackte, tätowierte, austrainierte Männer, kaum Frauen, trainieren, als ginge es um Leben und Tod. Ich gehe regelmäßig dorthin und erfreue mich von Monat zu Monat einer besseren Fitness und Kraft. Aber nur dann, wenn ich dranbleibe. Kaum setze ich einmal, warum auch immer, ein, zwei Wochen aus, beginnt das Ganze von vorne. Muskeln lassen sich in jedem Alter trainieren, das ist mir mittlerweile klar. Und es tut mir gut. Dreimal in der Woche ist ideal. Dazu vielleicht zweimal Laufen, und wenn es wieder wärmer wird, gehe ich auf meinen geliebten Golfplatz ganz in der Nähe, in Götzendorf, beim GC Frühling. Das schreibe ich jetzt absichtlich, klingt nach Werbung, soll es auch sein! Auch wenn ich in dieser Sportart (ja, es ist ein Sport, vertraue mir!) ebenso wenig herausragend talentiert bin wie in allen Sportarten, die ich bisher betrieben habe. Aber es macht mir Freude, ich liebe diese Art der Bewegung und freue mich über eine Verbesserung meines Handicaps. Und wenn du Glück hast und deine Flightpartner sind auf deiner Wellenlänge, dann hast du rund fünf Stunden lang angenehme Gesprächspartner. Hätte mir jemals einer gesagt, dass ich fünf Stunden einem kleinen weißen Ball nachlatsche, dann hätte ich ihn wahrscheinlich für geisteskrank erklärt … Ich gehe manchmal im Sommer auch schon um 5.30 Uhr in der Früh, da ziehen Rehe über das Fairway, da hoppeln Hasen auf dem Green herum, da zwitschert es im Gebüsch, dass ich es manchmal gar nicht mehr packe. Und es gelingen, weil ich in der richtigen Mischung zwischen konzentriert, gelassen und entspannt bin, hervorragende Schläge. Manchmal ärgere ich mich, dass einen besonders schönen und gelungenen Schlag keiner gesehen hat. Ich erzähle es dann auch nicht, weil man es mir vielleicht nicht glauben würde … »Hole in One« war noch keines dabei. Hole in One heißt, dass der Ball direkt vom Abschlag mit einem einzigen Schlag ins Loch geht. Gibt es etwas Schöneres?, frage ich mich in diesen Situationen. Ich erlebe in der Natur viele unvergessliche Highlights. Auffällig ist, dass ich normalerweise nichts gerne alleine mache. Aber in diesen Situationen bin ich glücklich, dass niemand dabei ist, dass ich Ruhe habe, Zeit für mich und Zeit mit mir. 18 Löcher alleine. Fünf Stunden.

Warum fällt mir bei sportlicher Betätigung mein Engagement bei *Dancing Stars* ein? Das war ein Kracher, für mich und auch für manche Zuschauer. Hast du es gesehen? Das ist eine tolle Show im ORF, auf die ich stolz bin, das ist extrem cool, dass wir das machen. Schon Jahre vorher, wenn *Dancing Stars* im Fernsehen lief, war das ein Pflichttermin. Und ich fand Gefallen daran, obwohl ich, trotz meiner prinzipiell vorhandenen Musikalität, so gar kein Tanzgefühl habe. Ein paar Mal haben mich die Verantwortlichen im ORF gefragt, anfangs glaubte ich an einen blöden Scherz, sie meinten es aber ernst. Ich sagte immer ab, weil ich und Tanzen … naja. Vor zwei Jahren freilich, da war es anders. Da war der Ton ein anderer, die Wertschätzung, da hat mich die Sendungsverantwortliche eingekocht … Und glaube mir, das hatte nichts mit Gagen zu tun. Das Gute ist, dass du – wenn du dich einmal entschieden hast mitzutun – nicht einmal ahnst, was da auf dich zukommt. Eine andere Welt. Das Außen existiert fast nicht mehr. Nur mehr tanzi, tanzi, tanzi. Choreografien lernen, oder versuchen sie zu lernen, Training, Training, Training. Pressetermine, Fotoshootings, Interviews, gemeinsame Veranstaltungen, Generalprobe und Freitag. Freitag ist *Dancing-Stars*-Tag. Wobei die Sendung an sich das geringste Problem war. Das war erhebend, das war cool, das war absolut geil. Die Tanzpartnerin, der Regisseur, die Assistenten, die Kostümchefin, die Maskenbildnerinnen, die Kostümdamen und -herren, die Moderatoren – alle bemüht, liebevoll, unterstützend, professionell. Auch die Jury. Nur: Du weißt nicht, worauf du dich einlässt. Die körperliche Plage, die Aufregung, das Neue, das Ungewohnte. Der Ballroom ist eine Arena, wie im alten Rom. Eng, klein, viel kleiner als von zu Hause aus auf dem Sofa. Heiß, viele Menschen, eine aufgeheizte, aber positive Stimmung. Und du bist mittendrin. Es ist wie ein Traum. Kein Albtraum – eine Traumwelt. Eine Arena. Du bist der arme Kämpfer, der gefressen wird. Zumindest in meinem Fall war das so. Wenn die bekannte Schlagersängerin über das Parkett fegte, wusstest du nicht, wer der Profi und wer der Promi ist. Bei mir sah man den Unterschied schon im Stehen. Es war eine psychische und physische Herausforderung der Extraklasse. Ich bin kein Tänzer und werde auch in diesem Leben keiner mehr werden. Ich will es auch gar nicht: dieses Herumgehopse, dieses Schwitzen und Aneinanderpressen mit fremden Partnerinnen … Für viele sogenannte Promis ist das Antreten aus ihrer Sicht eine Chance, mehr ins Rampenlicht zu rücken, sich zu präsentieren. Es ist interessant, zu sehen, wie sich die verschiedenen Charaktere dabei verändern … was für ein Aufwand betrieben und wie oft dabei grotesk übertrieben wird, fantastisch! Gruppendynamisch ein hochinteressanter Prozess, den zu beobachten ich ein herausragendes Privileg hatte. Ich verstehe bis heute nicht, warum nicht ein Psychologiestudent eine Diplomarbeit oder gar eine Dissertation über *Dancing Stars* schreibt. Oder gibt es so etwas schon? Da gäbe es so viel Stoff, so viele Geschichten, großartig. Bei manchen Teilnehmern entsteht sicher auch Hoffnung auf mehr, auf Engagements im TV oder sonst wo. In den meisten Fällen zerplatzt diese Hoffnung schon wenige Tage nach dem jeweiligen Ausscheiden oder Gewinnen. Die Tanzshow hat im Grunde auch wenig mit Tanzen an sich zu tun. Ich denke, es geht mehr um die Unterhaltung, um die Hetz, um das Scheitern der Tanzbärlis. Was wäre denn das für eine Tanzshow, wenn alle perfekt tanzen würden? Viele Menschen sagten mir, dass

Überhaupt ist das aus meiner Sicht der Schlüssel: die Regelmäßigkeit. Das Ins-Tun-Kommen und Dranbleiben.

sie so patscherte Bauxis wie den Rapp, den Heinke, mich und viele andere Leidensgenossen bräuchten, weil sie sich mit uns identifizieren. Erinnere dich an Anton Polster. Ein Wahnsinn. Die Tanzbärlis bleiben in Erinnerung – die fantastischen Tänzer, die verschwimmen … Ich machte es, weil ich eine Veränderung brauchte. Etwas ganz anderes. Und ich ergriff diese Möglichkeit. Dass es mit mehreren Physiotherapien, einer Bruch-OP und erst nach Runde sechs endete, das ahnte ich freilich nicht. Aber das war es wert. Es war eine totale Veränderung, etwas Neues, eine Herausforderung, ich stellte mich etwas Großem! Ja, für mich war es etwas Großes. Meine Frau hat mir dabei sehr geholfen und mich unterstützt. Ich war fast drei Monate so gut wie nicht zu Hause, und wenn, dann war ich mausetot. Einen Tag vor meinem Geburtstag schied ich dann gegen die ehemalige Pornodarstellerin aus. Kathi, meine Frau, schrieb mir unmittelbar nach der Live-Sendung eine SMS:

»Das schönste Geburstagsgeschenk hast du dir selbst gemacht …« Sie meinte das Ausscheiden, das Ende der Plagerei. Und sie hatte recht, es war höchste Zeit. Unsere Sophie freute sich auch über mein Ende bei *Dancing Stars*: »Endlich bist du wieder zu Hause und hast mehr Zeit für mich!« Unterm Strich war es eine tolle Erfahrung und ich danke meinem Arbeitgeber für diese Chance. Das kann nicht jeder machen! Es war eine Veränderung und jede Veränderung bringt dich weiter. Es war auch eine Erfahrung der Regelmäßigkeit. Bewegung, Training, Fitness nach Plan. Diese Regelmäßigkeit führte in meinem Fall zwar nicht zum Tanzerfolg, aber doch zu mehr Fitness und einem deutlich gesteigerten Wohlbefinden. Überhaupt ist das aus meiner Sicht der Schlüssel: die Regelmäßigkeit. Das Ins-Tun-Kommen und Dranbleiben. Nicht resignieren und aufgeben! Mein geschätzter Bekannter Helmut Brunner-Plosky ist ein guter Sporttrainer. Er sagt mir immer: »Bewegung ist dein Motor. Ob Organe oder auch der Bewegungsapparat, alles hängt von Bewegung ab. Keine Bewegung bedeutet auf längere Sicht gesehen Abbau beziehungsweise Stillstand. Und Bewegungsarmut führt unweigerlich zu Krankheit!« Er hat recht. Mein mittlerweile regelmäßig durchgeführtes individuelles Bewegungsprogramm bringt mir, ökonomisch durchgeführt, mehr Lebensqualität. Ich achte sehr auf die Beweglichkeit und bekämpfe durch gezielte Dehn- und Mobilitätsübungen sehr wirksam meine Bewegungseinschränkungen, die durch zahlreiche Eingriffe wie Knie-OP, Bruch-OP, Bandscheiben-OP und Hüftgelenksersatz bedingt sind. Noch nie ist es mir körperlich so gut gegangen wie heute. Weil ich etwas tue und das regelmäßig. Weil ich auf mich achte und mich gut behandle. Durch eine sinnvolle Kombination von Kraft-, Ausdauer-, Beweglichkeits- und Gleichgewichtstraining werden auch meine Leistungsfähigkeit, das Wohlbefinden, die Sicherheit und die Lebensqualität unterstützt.

Neueste Hirnforschungen belegen eindeutig, dass speziell Bewe-

> Ich wünsche dir, dass es dir gelingt, dein Leben in die Hand zu nehmen.

gung und Ernährung körperlich und mental beeinflussen. Das spüre ich und das praktiziere ich. Das heißt aber nicht, dass ich nicht manchmal Aussetzer habe. Diese genieße ich dann zum Teil aber auch – nicht vergessen, auch die Genussfähigkeit ist eine ganz wichtige mentale Fähigkeit. ☺

Mein Weg zurück ins Leben. Leben heißt für mich auch, eine Vision zu haben, Antworten auf die Fragen: Warum lebe ich? Wem nütze ich? Hinterlasse ich Spuren auf dieser Welt? Bin ich nachhaltig?, zu finden. Hinterlasse ich Spuren? Ich denke schon. Allein dank meiner zwei wunderbaren Kinder Felix und Sophie. Aber auch durch meine täglichen Handlungen. Und ich bemühe mich sehr, dass jeder Tag ein neuer Beginn ist. Es wird nicht immer die Idealversion des tollen Tages werden, aber das Nachdenken darüber und die Grundstimmung sind ein erster Schritt dazu!

Ich wünsche dir, dass du – ob Betroffener oder nicht – angstfrei durchs Leben gehen wirst und kannst. Ich wünsche dir, dass du verschont bleibst von Unbill und Schicksalsschlägen. Ich wünsche dir, dass es dir gelingt, dein Leben in die Hand zu nehmen. Und ich wünsche dir sehr, dass du deine Lebensqualität von Tag zu Tag ein klein wenig steigern kannst.

Anmerkungen

1 Leibovici-Mühlberger, Martina: *Burn On statt Burn out.* Broschüre WKO/WIFI 2009/2010.
2 Siehe auch Ratheiser, K. M./Menschik-Bendele J. et al.: *Burnout und Prävention: Ein Lesebuch für Ärzte, Pfleger und Therapeuten.* Wien/New York, 2010.
3 Vgl. dazu Skriptum *»Das biochemische Gehirn«*, Mentalcollege Bregenz, 2011.
4 Vgl. ergänzend Skriptum *»Gehirnforschung«*, Mentalcollege Bregenz, 2010.
5 Zu diesem Thema habe ich ein ausführliches Interview mit Daniela Domig geführt, das als Grundlage für meine Ausführungen diente.
6 Nachzulesen bei Klein, Peter/Limberg-Strohmaier, Sigrid: *Das Aufstellungsbuch: Familienaufstllung, Organisationsaufstellung und neueste Entwicklungen.* Wien, 2012.
7 Nachzulesen bei Seiwert, Lothar J./Tracy, Brian: *Life Leadership. So bekommen Sie Ihr Leben in Balance.* Offenbach, 2002.
8 Nachzulesen bei Csikzentmihaly, Mihaly: *Lebe gut! Wie Sie das Beste aus Ihrem Leben machen.* München, 2001.
9 Siehe dazu das bereits erwähnte Buch Seiwert, Lothar J./Tracy, Brian: *Life Leadership.*
10 Weiterzulesen bei Lundin, Stephen C./Paul, Harry/Christensen, John: *Fish! Ein ungewöhnliches Motivationsbuch.* München, 2003.
11 Thich Nhat Hanh: *Das Wunder der Achtsamkeit. Einführung in die Meditation.* Berlin, 1999.
12 Vgl. Andreas' Buch Herz, Andreas: *Steh auf und geh weiter. Mein Leben mit Krebs. Achtsamkeit als Weg zur körperlichen und spirituellen Heilung.* Münster, 2013.
13 Siehe dazu Covey, Stephen: *Die 7 Wege zur Effektivität: Prinzipien für einen persönlichen und beruflichen Erfolg.* Offenbach, 2005.
14 Siehe Seiwert, Lothar J./Tracy, Brian: *Life Leadership.*
15 Nachzulesen in Ellis, Linda/Anderson, Mac: *Der Bindestrich. Ihr Leben macht den Unterschied.* Innsbruck, 2008.

Einige Bücher, die mir guttun

Ben Said, Daniela A.: *Das Märchenseminar: Persönlichkeitstraining mit Herz*. Vechta-Langförden, 2011.
Bieber, Sylvia: *Reisen ins Land der Seele – Fantasiereisen zur Entspannung, Klärung, Zielsetzung*. Darmstadt, 2010.
Covey, Stephen R.: *Die 7 Wege zur Effektivität: Prinzipien für persönlichen und beruflichen Erfolg*. Offenbach, 2005.
Csikszentmihalyi, Mihaly: *Lebe gut! Wie Sie das Beste aus Ihrem Leben machen*. München, 2001.
Csikszentmihalyi, Mihaly/Charpentier, Anette: *Flow: Das Geheimnis des Glücks*. Stuttgart, 2013.
Da Silva, Kim/Rydl, Do-Ri: *Energie durch Bewegung. Kinesiologische Übungen für die ganze Familie*. Wien, 1999.
Egli, Rene: *Das LOLA-Prinzip: Die Vollkommenheit der Welt*. Wettingen, 1999.
Ellis, Linda/Anderson, Mac: *Der Bindestrich. Ihr Leben macht den Unterschied*. Innsbruck, 2008.
Enkelmann, Nikolaus B.: *Glückstraining. Probleme in Erfolg verwandeln*. Frankfurt am Main, 2005.
Fuchs, Jürgen: *Das Märchenbuch für Manager: Gute-Nacht-Geschichten für Leitende und Leidende*. München, 2007.
Hay, Louise L.: *Gesundheit für Körper und Seele*. München, 2004.
Klein, Peter/Limberg-Strohmaier, Sigrid: *Das Aufstellungsbuch: Familienaufstellung, Organisationsaufstellung und neueste Entwicklungen*. Wien, 2012.
Lundin, Stephen C./Paul, Harry/Christensen, John: *Fish! Ein ungewöhnliches Motivationsbuch*. München, 2003.
Robbins, Anthony: *Grenzenlose Energie – Das Powerprinzip: Wie Sie Ihre persönlichen Schwächen in grenzenlose Energie verwandeln*. Berlin, 2004.
Robbins, Anthony: *Das Robbins Power Prinzip: Wie Sie Ihre wahren inneren Kräfte sofort einsetzen*. Berlin, 2004.

Schatalova, Galina: *Wir fressen uns zu Tode: Das revolutionäre Konzept einer russischen Ärztin für ein langes Leben bei optimaler Gesundheit.* München, 2002.
Schulz von Thun, Friedemann: *Miteinander reden 1: Störungen und Klärungen. Allgemeine Psychologie der Kommunikation.* Reinbeck, 2010.
Seiwert, Lothar/Gay, Friedbert: *Das neue 1x1 der Persönlichkeit.* München, 2004.
Tepperwein, Kurt: *Loslassen, was nicht glücklich macht. Der Weg zur inneren Freiheit.* Heidelberg, 2005.
Thich Nhat Hanh: *Das Wunder der Achtsamkeit: Einführung in die Meditation.* Berlin, 1999.
Tolle, Eckhard: *Jetzt! Die Kraft der Gegenwart: Ein Leitfaden zum spirituellen Erwachen.* Bielefeld, 2000.

Weiterführende Literatur

Gallwey, Timothy: *The Inner Game of Tennis.* London, 1986.
Herz, Andreas: *Steh auf und geh weiter. Mein Leben mit Krebs. Achtsamkeit als Weg zur körperlichen und spirituellen Heilung.* Münster, 2013.
Leibovici-Mühlberger, Martina: *Burn On statt Burn out.* Broschüre WKO/WIFI 2009/2010.
Ratheiser, K. M./Menschik-Bendele J. et al.: *Burnout und Prävention: Ein Lesebuch für Ärzte, Pfleger und Therapeuten.* Wien/New York, 2010.
Satir, Virginia: *Selbstwert und Kommunikation. Familientherapie für Berater und zur Selbsthilfe.* München, 1985.
Seiwert, Lothar J./Tracy, Brian: *Life Leadership. So bekommen Sie Ihr Leben in Balance.* Offenbach, 2002.

Danksagung

Ich danke dir, dass du das Buch gelesen hast.
Ich danke meinen Lektorinnen Carmen Sippl und Madeleine Pichler, dass sie das Buch auch gelesen haben.
Ich danke meiner Frau Kathi, dass sie viel Verständnis hat und so menschlich ist.
Ich danke meinen Kindern Sophie und Felix, dass sie mich so annehmen, wie ich bin.
Ich danke meiner großen Familie, dass sie mich liebt.
Ich danke meinem Freund Sascha, dass er immer für mich da ist.
Ich danke Siegfried Meryn, dass er für mich da war.
Ich danke Christine Bauer-Jelinek, dass sie mich auf den Weg gebracht hat.
Ich danke Axel Mitterer, dass er mich mental infiziert hat.
Ich danke Monika Osl, Beata Sagmeister, Nicole Matzner, Stephanie Horstmann, Gaby Kofler und Angelika Wehinger dafür, dass sie so tolle Kolleginnen waren und liebe Freundinnen geworden sind.

Ich danke mir, dass ich mich immer besser behandle.

Pachfurth, im März 2014

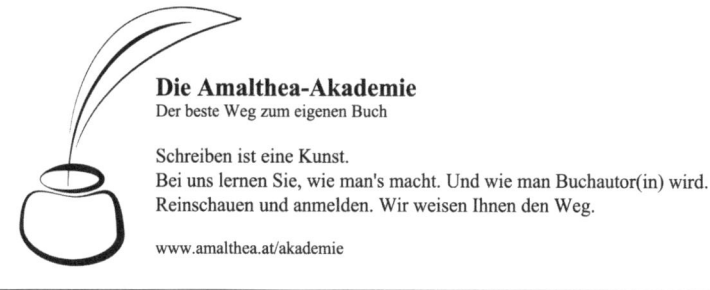